DIETA

ANTINFIAMMATORIA

Gli Alimenti Magici Che Rafforzano Il Tuo Sistema Immunitario. Un Programma Alimentare Completo Con Consigli E Ricette Che Disintossicano E Proteggono La Tua Salute E Il Tuo Benessere

KELI BAY

~ 1 ~

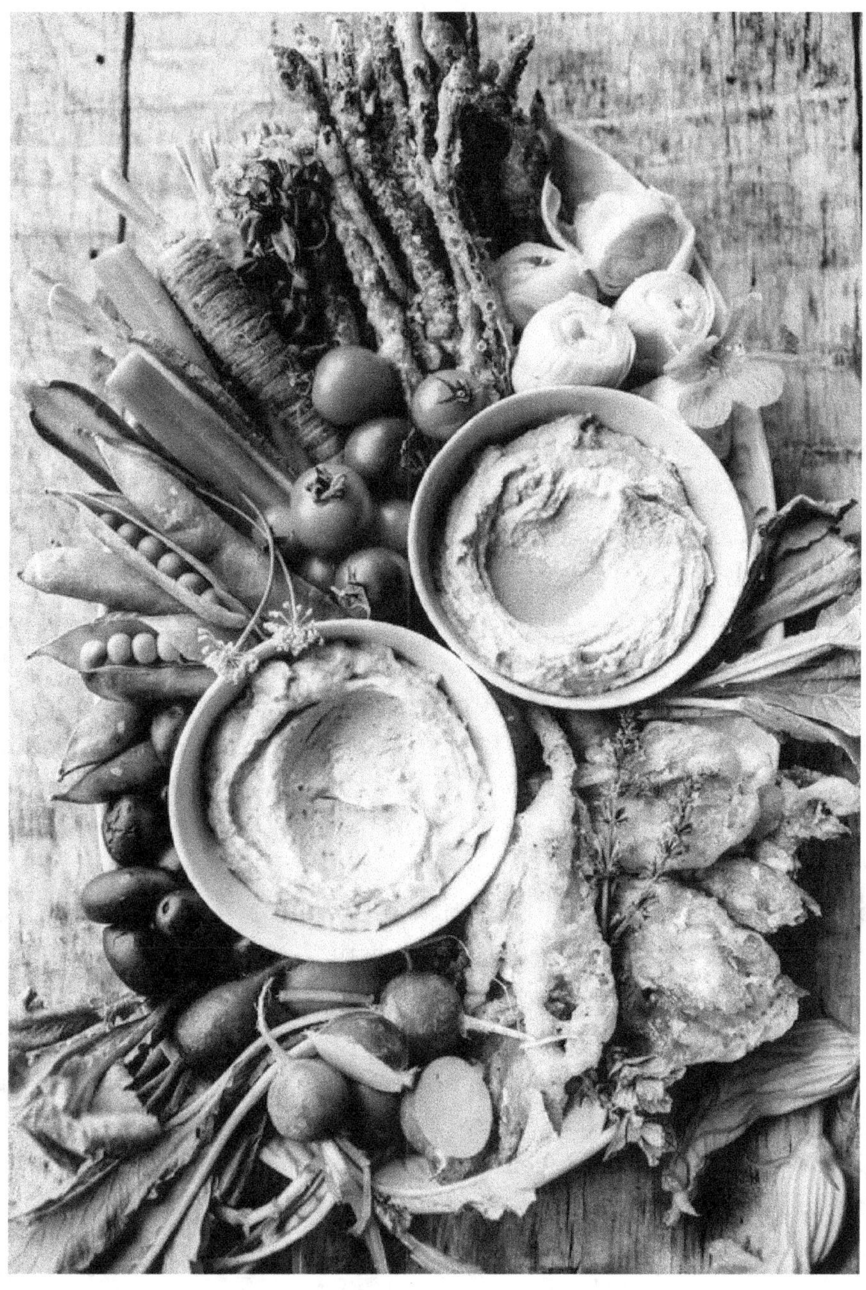

SOMMARIO

~ 7 ~

Introduzione

Sappiamo tutti che una dieta sana fa bene al corpo e aiuta a perdere peso. Ma sapevate che può anche aiutare a ridurre il gonfiore, il dolore dell'artrite, il gonfiore dopo un intervento chirurgico e anche il dolore muscolare?

La dieta antinfiammatoria è un'alimentazione che enfatizza gli alimenti ricchi di antiossidanti. Questi alimenti includono frutta, verdura e piante. Gli antiossidanti aiutano a neutralizzare i radicali liberi nel corpo e aiutano nella prevenzione di vari problemi di infiammazione cronica.

Questa dieta non proibisce prodotti di origine animale che sono noti per essere infiammatori come la carne rossa o le uova. Tuttavia, raccomanda di limitare il consumo solo due volte alla settimana. Questo significa mangiare carne rossa il lunedì e il mercoledì e uova ogni due giorni.

Se stai cercando di ridurre la tua infiammazione, vorrai scegliere una dieta ricca di nutrienti antinfiammatori che aiutano a ridurre l'infiammazione in tutto il corpo.

La dieta antinfiammatoria è stata sviluppata per aiutare a bilanciare i livelli di pH del corpo riducendo la quantità di cibo che contiene proteine e ingerendo più cibi alcalini, tra cui verdure e frutta. Tuttavia, poiché non funziona necessariamente per tutti, potrebbe essere necessario consultare il proprio medico prima di apportare modifiche alle proprie abitudini alimentari.

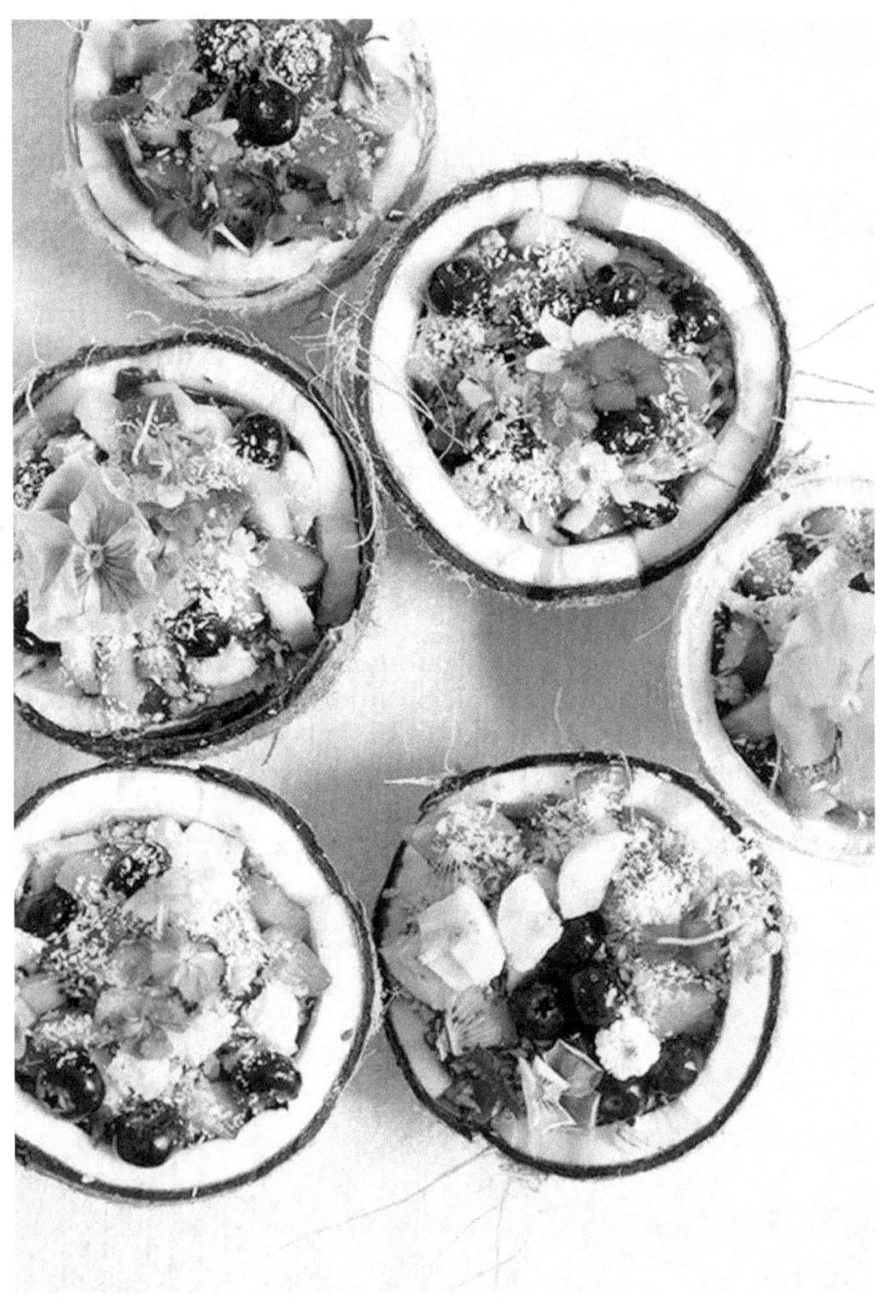

Capitolo 1

La dieta antinfiammatoria che ti salva da tutte le malattie

Prima di tuffarci nelle specifiche della dieta antinfiammatoria, dovete prima capire che cos'è l'infiammazione. In questo momento, potresti chiederti perché questa dieta è così importante o perché devi seguirla. Il termine 'infiammazione' viene tipicamente con una connotazione negativa, ma la verità è che l'infiammazione è una risposta naturale o un processo nel corpo. Senza di essa, il tuo corpo non può proteggersi da agenti che possono causare danni. Ma una volta che l'infiammazione va fuori controllo, la situazione inizia a peggiorare. In questo capitolo, imparerete la verità sull'infiammazione, insieme a un'introduzione alla dieta antinfiammatoria e a come iniziare a seguirla.

Il funzionamento interno del tuo sistema immunitario

L'infiammazione non si riferisce solo a qualcosa che cresce in dimensioni. L'infiammazione è una risposta sana del sistema immunitario a virus, lesioni e infezioni. Ogni volta che il tuo corpo è danneggiato o si infetta, il sistema immunitario scatena l'infiammazione come parte del processo di guarigione. L'infiammazione può anche essere una risposta protettiva che coinvolge mediatori molecolari, cellule immunitarie e vasi sanguigni. In questo caso, l'infiammazione ha lo scopo di eliminare i tessuti danneggiati, eliminare le cause primarie delle lesioni alle cellule, eliminare le cellule morte e avviare il processo di riparazione dei tessuti. Come potete vedere, l'infiammazione è molto importante. Questo tipo di infiammazione naturale e benefica è conosciuta come infiammazione acuta. Il nostro corpo ha bisogno di un'infiammazione acuta, che muore sempre quando il corpo torna alla normalità.

Tuttavia, quando l'infiammazione nel tuo corpo rimane nonostante l'assenza di infezioni o altre minacce, questo è noto come infiammazione cronica - il cattivo tipo di infiammazione che è associato a varie condizioni di salute. Ci sono diverse ragioni per cui l'infiammazione cronica può verificarsi, tra cui:

- La presenza di qualche tipo di disturbo autoimmune come la sclerosi multipla, la celiachia o il diabete di tipo 1, per esempio.
- Quando il tuo corpo non è in grado di eliminare l'agente che causa l'infiammazione, come nel caso delle sensibilità alimentari.
- Quando si sperimenta lo stress cronico.
- Quando si è costantemente esposti a bassi livelli di irritanti, come inquinamento ambientale o sostanze chimiche tossiche di cui non si è consapevoli.

Se riuscite a identificare la causa della vostra infiammazione cronica, potete determinare come superarla. Se pensaste di soffrirne, dovreste parlarne con il vostro medico. Questo è quello che ho fatto io quando sentivo che c'era sempre qualcosa che non andava in me. Quando il mio medico mi ha detto che ero già a rischio, mi ha aperto gli occhi e mi ha costretto a rivalutare le mie scelte di vita. Passare alla dieta antinfiammatoria anche prima che ti venga diagnosticata un'infiammazione cronica o qualsiasi altro tipo di malattia associata all'infiammazione è la scelta più saggia.. Questo significa che puoi evitarla del tutto, in modo che il tuo corpo possa utilizzare correttamente l'infiammazione.

La dieta antinfiammatoria si concentra su Alimenti utili per il corpo intero anche contro sovrappeso e colesterolo come verdura, cereali integrali, grassi sani, proteine magre, erbe, spezie e cibi che contengono acidi grassi omega 3. Mira anche a minimizzare o eliminare il consumo di alcol in eccesso, carne rossa e prodotti alimentari lavorati. Anche se viene chiamata "dieta", concentrarsi sui cibi antinfiammatori è più uno stile alimentare. Non è necessario seguire delle linee guida rigide. Invece, si impara a fare scelte consapevolmente più sane quando si tratta di cibo.

Quali sono le cause dell'infiammazione cronica?

Ora che sai che l'infiammazione è una risposta naturale del corpo, non devi vederla come una cosa negativa. Invece, devi accettare che l'infiammazione si verifichi e fare in modo che si verifichi solo quando è necessario. Altrimenti, se l'infiammazione continua a verificarsi nel tuo corpo o se non andasse mai via, questo indicherebbe che soffri già di infiammazione cronica.

Il tipo "buono" di infiammazione, l'infiammazione acuta, è il dolore, il gonfiore, il calore e il rossore che appaiono intorno alle articolazioni o ai tessuti quando ci si ferisce.

Questo accade quando il tuo sistema immunitario rilascia globuli bianchi in risposta alla ferita. Questi globuli bianchi circondano il sito della lesione per mantenere l'intera area protetta. Attraverso l'infiammazione acuta, le lesioni e le infezioni possono guarire più velocemente e in modo più efficiente.

Quando l'infiammazione aumenta a livelli eccessivi o non va via anche dopo che le infezioni o le lesioni sono sparite, questa è considerata infiammazione cronica.

Qui, il tuo sistema immunitario produce continuamente globuli bianchi e altri messaggeri chimici che mantengono l'infiammazione.

In altre parole, il tuo corpo si sente come se fosse costantemente sotto attacco, ed è per questo che il tuo sistema immunitario sta sempre combattendo.

Nel corso del tempo, questo tipo di infiammazione inizierà ad avere effetti negativi sul tuo corpo, e potrebbe anche portare a diverse condizioni di salute gravi.

Questo accade perché i globuli bianchi che sono costantemente prodotti dal tuo sistema immunitario iniziano ad attaccare i tuoi organi e tessuti sani.

Per esempio, se sei in sovrappeso o obeso, il tuo corpo avrebbe un sacco di cellule di grasso viscerale. Se hai sofferto di infiammazione cronica, il tuo sistema immunitario potrebbe considerare quelle cellule come una minaccia, quindi i globuli bianchi che produce inizieranno ad attaccare quelle cellule di grasso. In questo caso, finché rimarrete in sovrappeso o obesi, il vostro corpo continuerà a soffrire di infiammazione cronica.

Per natura, l'infiammazione cronica può rimanere per periodi prolungati.

Provoca l'insorgere di altre malattie e, a loro volta, queste malattie possono anch'esse provocare un'infiammazione.

Questo inizia un circolo vizioso di danni al tuo corpo a cui devi porre fine apportando modifiche alla tua dieta e al tuo stile di vita.

A parte le malattie, l'infiammazione cronica può essere causata da altri fattori come:

- Esposizione prolungata (e spesso inconsapevole) a cose che causano irritazioni o reazioni allergiche al tuo corpo. Queste possono venire sotto forma di sostanze chimiche, inquinamento, o anche dal cibo che mangi.
- Un disordine autoimmune in cui il tuo sistema immunitario attacca i tessuti sani del tuo corpo.
- Una ferita o un'infezione che non viene trattata. La risposta naturale a ciò sarebbe un'infiammazione acuta, ma senza trattamento, potrebbe portare a un'infiammazione cronica.
- Abitudini malsane come il fumo e il consumo eccessivo di alcol, per esempio.

La sfida con l'infiammazione cronica è che è diversa per tutti. Alcune persone potrebbero sperimentare sintomi gravi che sconvolgono la loro vita, mentre altre non notano alcun sintomo. Per questi ultimi, questo potrebbe essere più pericoloso, perché non sapranno che stanno già soffrendo di infiammazione cronica.

Con il tempo, questo potrebbe portare allo sviluppo di un disturbo cronico, che sarebbe molto più difficile da affrontare. Inoltre, ci sono alcuni casi in cui l'infiammazione cronica avviene senza alcuna causa sottostante evidente.

Se siete preoccupati per questo (e dovreste esserlo), alcuni dei sintomi più comuni a cui prestare attenzione includono dolore addominale, febbre, affaticamento, dolore al petto, piaghe in bocca o eruzioni cutanee.

Se stai sperimentando questi sintomi e non vanno via, allora potresti già soffrire di infiammazione cronica.

Se si verifica un'infiammazione acuta, generalmente non ci si deve preoccupare perché è la risposta naturale del corpo.

Di solito, puoi dormire per eliminare i sintomi, usare un impacco freddo o prendere un antidolorifico per alleviare qualsiasi disagio. Ma se riesci a gestire il dolore, è meglio permettere al tuo corpo di guarire da solo. L'infiammazione cronica è più impegnativa, soprattutto se non si manifesta alcun sintomo.

Per questo si raccomanda di fare dei controlli regolari con il proprio medico, in modo che possa determinare se si soffre di infiammazione cronica, anche se non si sente nulla. Naturalmente, se vuoi evitare l'infiammazione cronica e tutti i rischi associati, devi anticiparla. Comincia a fare cambiamenti nel tuo stile di vita e nella tua dieta.

La buona notizia è che stai leggendo questo libro, il che significa che sei già sulla strada per imparare a vivere una vita più sana.

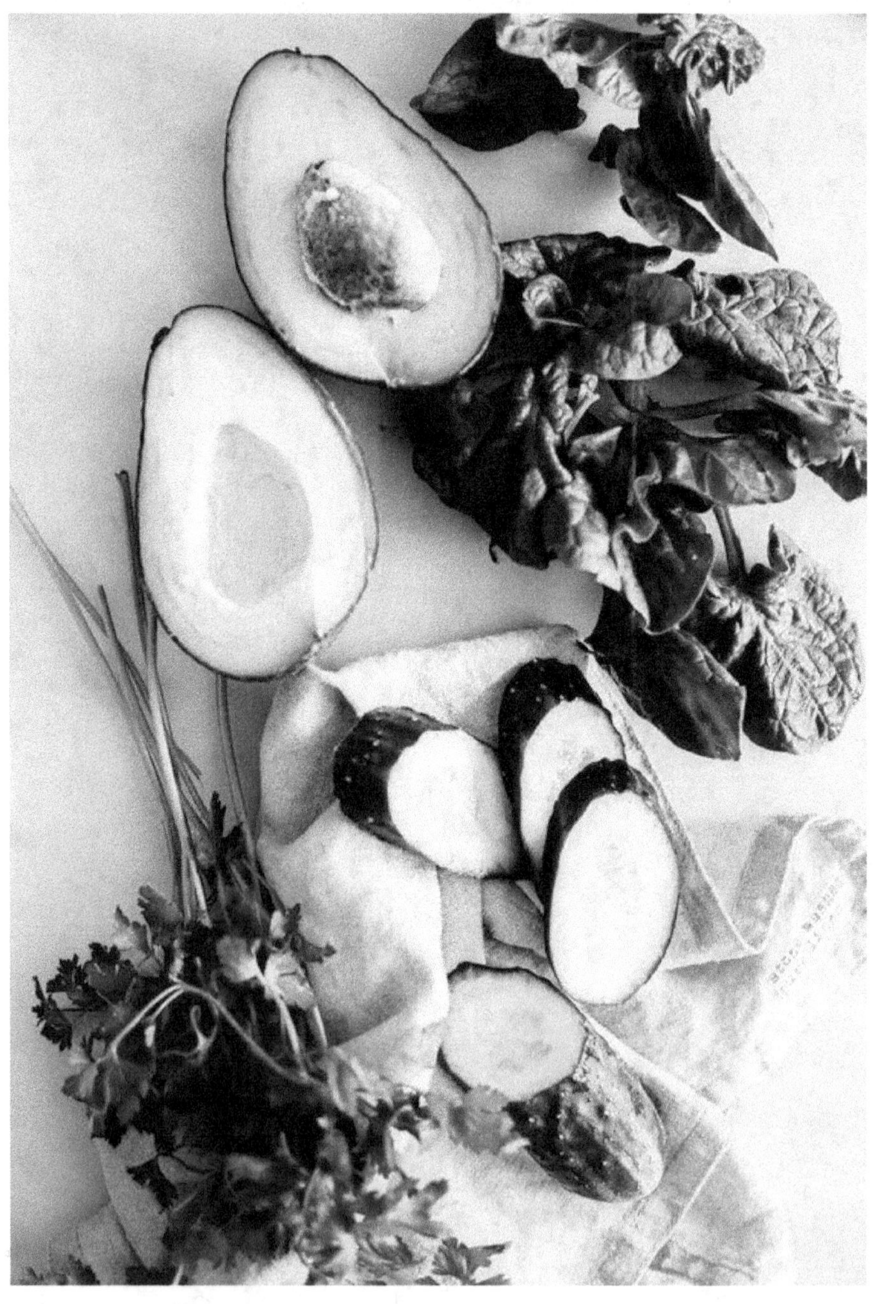

Capitolo 2

Cos'è l'infiammazione?

L'infiammazione acuta, o a breve termine, è una parte sana del processo di guarigione naturale del corpo. L'infiammazione cronica, d'altra parte, è diventata più prevalente a causa dell'esposizione a lungo termine a cibi e tossine ambientali che causano una risposta infiammatoria. Anche le condizioni di alto stress fisico ed emotivo, il sonno povero, lo stile di vita sedentario e i periodi prolungati di sovrappeso o obesità contribuiscono. Quando il nostro corpo è cronicamente in una modalità infiammatoria e reattiva, può essere la causa principale di molte condizioni, tra cui allergie, asma, cancro, diabete, malattie autoimmuni e alcuni disturbi neurologici degenerativi come Parkinson e Alzheimer.

È importante ricordare che mentre gli attacchi prolungati e non trattati di infiammazione acuta possono portare a un'infiammazione cronica nel tempo, le risposte infiammatorie acute non sono rare e sono una parte naturale di uno stile di vita sano e attivo. Le abitudini e le routine sono variabili controllabili nella nostra vita che hanno un impatto sulla salute. È possibile prevenire e invertire molte condizioni infiammatorie croniche apportando ora cambiamenti significativi allo stile di vita.

Sintomi di infiammazione

L'infiammazione si presenta spesso in modi che variano da individuo a individuo. I sintomi variano a seconda della causa, dell'area principale interessata e della durata di una condizione. I sintomi dell'infiammazione acuta tendono anche ad essere più facili da identificare e riguardano solo un'area localizzata. Questi includono dolore e tenerezza, gonfiore o ritenzione di liquidi (edema), rossore o eruzione cutanea, mancanza di respiro (come nel caso di una reazione allergica), e immobilità (come nel caso di una ferita).

L'infiammazione cronica può manifestarsi in modi simili, ma presenta una gamma più ampia di sintomi che molte persone trascurano o non associano all'infiammazione. Questi sintomi includono nebbia cerebrale, cambiamenti di umore, stanchezza cronica ed esaurimento, disfunzioni intestinali come gonfiore, gas, diarrea e/o costipazione, aumento dell'intolleranza alimentare, eruzioni cutanee croniche o acne, aumento di peso, aumento della pressione sanguigna e mancanza di controllo dello zucchero nel sangue.

	INFIAMMAZIONE ACUTA	INFIAMMAZIONE CRONICA
CAUSE	- Malattia a breve termine - Breve esposizione alle tossine o a certi alimenti - Trauma (come una caduta, una ferita da puntura o un intervento chirurgico) - Stress fisico (come l'esercizio intenso o il sovraffaticamento muscolare)	- Risposta infiammatoria acuta che non viene affrontata e diventa una condizione a lungo termine - Diminuzione della funzione immunitaria - Ossidazione delle cellule attraverso l'esposizione a lungo termine a cibi tossici o inquinanti ambientali - Scelte dietetiche inadeguate con conseguente sovrappeso o obesità a lungo termine - Stress fisico o emotivo a lungo termine e/o mancanza di sonno

INIZIO	Immediato	Prolungato
ESEMPI	- Reazione allergica a un cibo o a una sostanza - Distorsione della caviglia, strappo muscolare o altre lesioni articolari - Contusione o abrasione - Bruciatura solare - Edera velenosa o puntura d'insetto	- Resistenza all'insulina, sindrome metabolica e conseguente diabete di tipo 2 - Condizioni auto-immuni, come il lupus e l'artrite reumatoide, che fanno sì che il corpo attacchi le proprie cellule - Malattia infiammatoria intestinale (IBD) - Condizioni della pelle come la psoriasi e l'eczema
DURATA	Meno di un mese; spesso meno di un giorno quando viene trattato	Più di un mese e fino a diversi anni
TRATTAMENTI COMUNI	- Farmaci antinfiammatori non steroidei da banco (FANS) come l'aspirina e l'ibuprofene - Corticosteroidi come il cortisolo topico o orale	- Protocollo dietetico antinfiammatorio - Farmaci su prescrizione per colpire stati patologici specifici e sintomi associati - Integratori naturopatici orali come curcumina, olio di pesce, olio di

	- Protocollo RICE per lesioni articolari o muscolari: Riposo, ghiaccio, compressione, elevazione	CBD

I livelli di infiammazione sia acuta che cronica possono essere identificati con un esame del sangue per un biomarcatore della proteina C-reattiva (CRP). La CRP è una proteina infiammatoria acuta che si concentra nei siti di infiammazione o in presenza di condizioni croniche, come l'artrite reumatoide, malattie cardiovascolari e infezioni. Pochissimi farmaci prescritti per "trattare" condizioni croniche diminuiranno i livelli di CRP, anche se possono ridurre i sintomi della condizione. Finché la risposta infiammatoria non è stata estinta, la malattia o la condizione non sarà mai completamente trattata, ma solo temporaneamente messa a tacere da interventi farmacologici.

Così molti dei sintomi dell'infiammazione cronica sono più comunemente conosciuti dalla loro malattia cronica diagnosticata. Aumento di peso = obesità. Aumento della pressione sanguigna = ipertensione. Aumento dello zucchero nel sangue o iperglicemia = pre-diabete o diabete. Disfunzione intestinale = sindrome infiammatoria intestinale (IBS). Eruzione cronica = psoriasi. Nebbia mentale o funzione cerebrale ridotta = Alzheimer precoce. Il ruolo dell'infiammazione nello sviluppo e nella progressione di certi tipi di cancro è stato anche ampiamente studiato. I risultati collegano la risposta infiammatoria al 15-20% di tutte le morti per cancro nel mondo. Piuttosto che diagnosticare e prescrivere, guardiamo queste condizioni per quello che sono: sintomi di un corpo cronicamente infiammato. Una volta che abbiamo capito le cause alla radice di questi sintomi, possiamo fermare l'infiammazione e invertire la condizione.

Passi che puoi fare per ridurre l'infiammazione

La buona notizia è che ci sono passi che si possono intraprendere proattivamente per abbassare l'infiammazione nel corpo e ridurre i sintomi dell'infiammazione cronica. Dall'aggiunta di certi cibi nella vostra dieta all'esame delle scelte di vita, ecco alcune considerazioni per mettere in atto un piano d'azione antinfiammatorio.

Scelte alimentari

"Tu sei quello che mangi", come dice la frase comune. Più ricerchiamo gli effetti di certi cibi sul corpo, più questo detto suona vero.. Se tu comprassi un'auto nuova su cui fai affidamento per un trasporto sicuro e affidabile per la tua famiglia e vuoi che duri almeno 10 anni, ci metteresti della benzina annacquata? Non cambiereste mai l'olio? Certamente no. Quindi, perché non dovremmo trattare il nostro corpo con la stessa cura e manutenzione che diamo alle nostre auto? Se sottoponiamo il nostro corpo a cibi che causano più danni che benefici, come possiamo aspettarci di funzionare al massimo delle prestazioni?

Negli ultimi anni, la grande comunità medica ha capito meglio la forte connessione tra un'alimentazione adeguata e corretta e la riduzione delle malattie e della morte. Vediamo una forte correlazione tra il consumo di certi alimenti e l'aumento dei tassi di malattia, così come l'importanza di fare cambiamenti nella dieta per migliorare e ripristinare la salute. Sappiamo che le diete ad alto contenuto di zuccheri e carboidrati raffinati trasformati portano ad un aumento dei tassi di obesità, diabete, ipertensione e malattie cardiovascolari, tra le altre complicazioni. L'American Heart Association (AHA) ha fissato i limiti delle raccomandazioni giornaliere per gli zuccheri aggiunti nella dieta, e nel 2020, la Food and Drug Administration (FDA) degli Stati Uniti ha modificato l'etichetta nutrizionale sugli alimenti per includere gli zuccheri aggiunti insieme alla percentuale di raccomandazione giornaliera per aiutare gli americani ad aderire a queste linee guida. La maggior parte delle persone accetta e capisce che questi alimenti sono "malsani", ma trascura la loro connessione con l'infiammazione come motivo.

Ho trovato grande successo nel trattare i miei pazienti con un protocollo dietetico chetogenico modificato, che elimina molti alimenti pro-infiammatori tipicamente accettati come keto-friendly e include una grande varietà di grassi anti-infiammatori, frutta e verdura e fonti proteiche di qualità. Concentrandosi su questi alimenti e riducendo notevolmente il numero di carboidrati nella dieta, il mio protocollo di dieta chetogenica antinfiammatoria è estremamente efficace per ridurre l'infiammazione e migliorare la salute, pur mantenendo la varietà nutrizionale, l'appetibilità e la sostenibilità.

Cambiamenti nello stile di vita

È importante guardare non solo a ciò che si mangia, ma anche a come si vive giorno per giorno. Anche le abitudini e le routine positive possono avere un impatto sull'infiammazione.

Dormire

Il sonno non è un lusso, ma una necessità per il corretto funzionamento delle cellule e del cervello, la regolazione dello zucchero nel sangue, la gestione del peso sano e l'umore stabile. Gli studi dimostrano che un sonno inadeguato innalza gli zuccheri nel sangue indipendentemente dall'intervento dietetico o di prescrizione, il che porta all'aumento di peso e alla resistenza all'insulina. Raccomando di puntare a sei-otto ore di sonno per notte. Se andare a letto tardi è una vostra normale abitudine, cercate di andare a letto 15 minuti prima ogni settimana, finché non avrete cambiato naturalmente il vostro programma e aumentato il tempo di sonno.

Attività fisica

L'attività non significa necessariamente esercizio. Trova un'attività che ti piace e crea una nuova routine per farla. Camminare con un amico (o da soli), andare in bicicletta, nuotare, ballare e fare stretching sono tutte forme meravigliose di attività fisica che migliorano la salute del cuore, riducono lo stress e l'infiammazione e migliorano l'umore. Se il movimento è nuovo per voi, fissate un obiettivo di 5-10 minuti al giorno e aumentate da lì come desiderate. La parte importante è impostare la routine e l'abitudine piuttosto che concentrarsi sull'intensità o la durata. Una volta che la routine è radicata, sarà facile continuare come pratica per tutta la vita.

Riduzione dello stress

Che sia fisico (esercizio intenso o un lavoro fisicamente impegnativo) o emotivo (scadenze di lavoro, lotte familiari, preoccupazioni finanziarie), le situazioni di stress mettono il nostro corpo in modalità "lotta o fuga", causando picchi di insulina, riduzione del tasso metabolico e aumento della pressione sanguigna. Quando sono temporanei, questi meccanismi di difesa naturali non causano danni a lungo termine, ma quando lo stress è cronico, porta ad un aumento del rischio di malattia da uno stato infiammatorio cronico. Nel nostro mondo frenetico, è quasi impossibile evitare lo stress, ma possiamo lavorare per aiutare il nostro corpo a mitigare il suo impatto negativo. Sia attraverso l'esercizio, la meditazione, la lettura, il diario, la musica, il massaggio o altre attività rilassanti, è importante aiutare il corpo a rilasciare e gestire lo stress quotidiano.

Perdita di peso

Raggiungere e mantenere un peso sano è stato a lungo associato a risultati positivi per la salute. Non solo avere meno peso da portare in giro riduce lo stress per le nostre articolazioni, il cuore, i polmoni e altri organi vitali, ma tendiamo anche a sentirci meglio emotivamente, il che può avere un impatto molto positivo sul nostro stile di vita e sulle scelte alimentari.

Quando il corpo ha un eccesso di macronutrienti immagazzinati (più grasso corporeo del necessario), stimola il rilascio di fattori pro-infiammatori nel sangue. Questi causano stress ossidativo sulle cellule, che può portare a molte condizioni, tra cui cancro, resistenza all'insulina, sindrome metabolica e malattie cardiovascolari. Ridurre l'accumulo di grasso in eccesso attraverso una sana perdita di peso può fermare questo processo infiammatorio e ridurre il rischio di malattie.

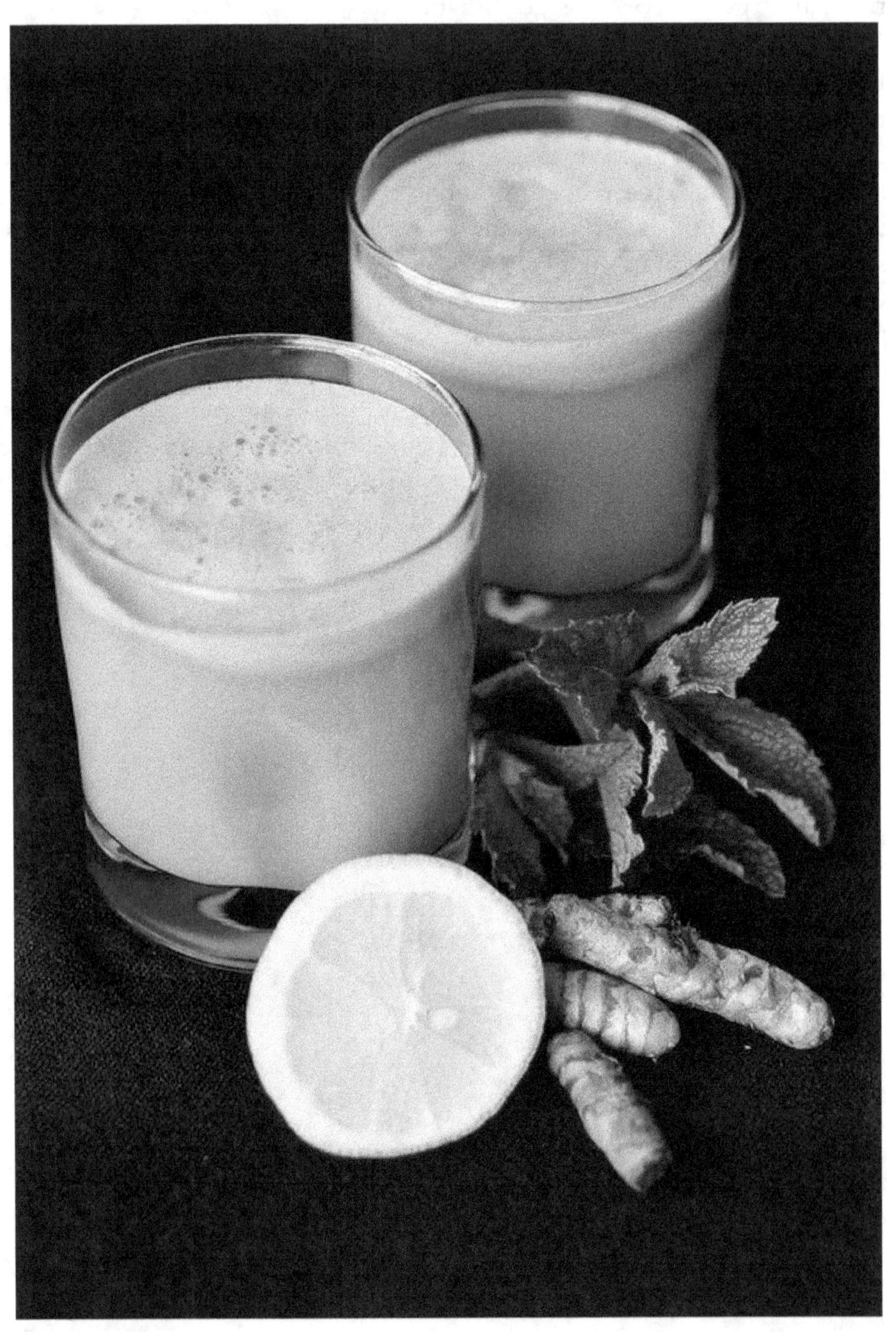

Capitolo 3

Acuto o cronico: Le differenze

Come liberarsi dell'infiammazione

Quando fai cambiamenti positivi alla tua dieta e al tuo stile di vita puoi abbassare il rischio di infiammazione cronica. Quando mangi costantemente cibi infiammatori, questi cominceranno a influenzare negativamente il tuo corpo. Allo stesso modo, se pratichi costantemente abitudini malsane, l'infiammazione cronica ti seguirà sicuramente da vicino. La dieta antinfiammatoria è solo un aspetto del condurre una vita più sana. Discutiamo i consigli più pratici ed efficaci per ridurre l'infiammazione.

Esercitarsi regolarmente

L'esercizio fisico regolare è essenziale se si vuole ridurre o prevenire l'infiammazione. Per ottenere i migliori risultati, cerca di fare esercizio ogni giorno. Variate la vostra routine di allenamento e cercate di divertirvi! Se non ti senti motivato a fare esercizio da solo, puoi provare a unirti a una classe, online o in una palestra, dove puoi allenarti con altre persone. Se l'esercizio non fa parte del tuo stile di vita attuale, puoi iniziare gradualmente aggiungendo più attività fisiche alla tua giornata, come andare al lavoro a piedi, prendere le scale invece dell'ascensore, o anche camminare in ufficio ogni 30 minuti che sei seduto alla tua scrivania.

Impara a gestire il tuo stress

Ho già menzionato come lo stress possa causare o contribuire all'infiammazione cronica. Volete evitare alti livelli di stress, e potete farlo imparando a gestire lo stress in modo più efficace. Ci sono molti modi per farlo, come imparare la gestione del tempo, la meditazione o lo yoga. Prova diversi metodi per vedere quale funziona meglio per te.

Raggiungere un peso sano

Gli obesi o i sovrappesi sono più inclini all'infiammazione. Se sai di rientrare in queste categorie, ho grandi notizie per te! Seguendo le raccomandazioni specificate in questo libro e attenendoti a questa dieta, potresti iniziare a liberarti di quei testardi chili in eccesso. Poiché questa dieta è sana ed equilibrata, il tuo corpo sarà felice di sbarazzarsi dei depositi superflui che di solito sono sotto forma di grasso e acqua in eccesso. Quando inizierai a perdere peso, potrai anche diminuire l'infiammazione nel tuo corpo e i rischi ad essa associati.

Considera il digiuno

Hai mai considerato di seguire il modello alimentare del digiuno intermittente?

Il digiuno può essere molto benefico in termini di riduzione dell'infiammazione. E il bello dell'IF è che ci sono diversi modi per farlo. Abbinare il digiuno intermittente alla dieta antinfiammatoria può portare a risultati meravigliosi. Provate a farlo iniziando con il salto spontaneo dei pasti e procedete verso finestre di digiuno più lunghe. Il vostro corpo vi ringrazierà.

Non permettere a te stesso di avere "fame

Quando si tratta di digiunare, si dovrebbe farlo gradualmente. Altrimenti, si potrebbe finire per sentirsi 'affamati'. Questo è quando ci si sente così affamati che si finisce per arrabbiarsi per ogni piccola cosa. Anche se 'fame' non è un termine tecnico, descrive perfettamente la situazione.

Quando hai fame, tendi a mangiare troppo. Quel che è peggio, finirai per desiderare cibi malsani che sono tipicamente di natura infiammatoria.

Prendere una pausa dall'alcool

Poiché il consumo eccessivo di alcol può causare infiammazioni, potresti voler fare una pausa dall'alcol. Se sei il tipo di persona a cui piace bere un bicchiere di vino, una bottiglia di birra o un cocktail ogni sera, considera di frenare l'impulso per un paio di giorni. Fare questo aiuta il tuo corpo a calmarsi, riducendo qualsiasi infiammazione che si sta verificando all'interno del tuo corpo. Poi, puoi tornare alla tua routine, ma questa volta, opta per bevande alcoliche più sane che non contengono zuccheri aggiunti.

Naturalmente, se vuoi ridurre l'infiammazione e migliorare la tua salute a lungo termine, potresti voler rinunciare del tutto al consumo di alcol. Capisco che questa è una delle cose più difficili da fare, soprattutto perché godersi un bicchiere di vino rosso dopo una lunga e faticosa giornata sembra molto rilassante, ma il tuo corpo ti ringrazierà sicuramente per questo!

Se sei ancora insicuro, perché non fai un esperimento? Prova a fare una Sfida di 10 giorni in cui rinunci all'alcol e lo sostituisci con un'abitudine più sana, come andare a letto presto. Fallo per dieci giorni e vedi come migliora la tua salute. Poi, prova a mantenere questa abitudine per un periodo più lungo...

Dormire abbastanza ogni notte

In questi giorni, ci sembra di non avere abbastanza tempo durante la giornata per fare tutto ciò che vogliamo o abbiamo bisogno di fare. Per questo motivo, tendiamo a rimanere alzati fino a tardi nel tentativo di finire tutti i nostri compiti in tempo. In alcuni casi, le persone restano sveglie perché è l'unico momento in cui possono rilassarsi e distendersi. Ma non è molto più rilassante addormentarsi presto? È anche più salutare. Dormire abbastanza ogni notte (da sette a otto ore) aiuta il tuo corpo a riposare e a ripararsi. Ma se dormi abitualmente meno delle ore di sonno raccomandate, questo può esacerbare l'infiammazione nel tuo corpo e potrebbe anche portare a un'infiammazione cronica.

Essere un mangiatore esigente

Anche se essere un mangiatore schizzinoso non è una buona cosa per i bambini, come adulto, questo è qualcosa che devi iniziare a praticare. Sia che tu stia scegliendo gli ingredienti per cucinare o che tu stia cercando cibi pronti da mangiare, è importante controllare le etichette per assicurarsi che tu stia prendendo solo prodotti sani.

Scegliere cibi antinfiammatori

Infine, dovresti iniziare a seguire una dieta antinfiammatoria. Questa è una dieta molto facile, poiché non è troppo rigida o restrittiva. Devi semplicemente imparare a fare scelte più sane in termini di cibo e seguire un paio di semplici linee guida per renderti più sano. Per esempio, dovrete caricarvi di frutta e verdura, insaporire i vostri pasti con erbe e spezie, introdurre i probiotici nella vostra dieta, ridurre al minimo il consumo di latticini e fare qualche altra regolazione per "ripulire" la vostra dieta attuale.

Con tutti questi consigli, ora sei pronto a saperne di più sulla dieta antinfiammatoria. Tra tutti i cambiamenti dello stile di vita che devi fare, questo è probabilmente il più significativo, quindi continua a leggere!

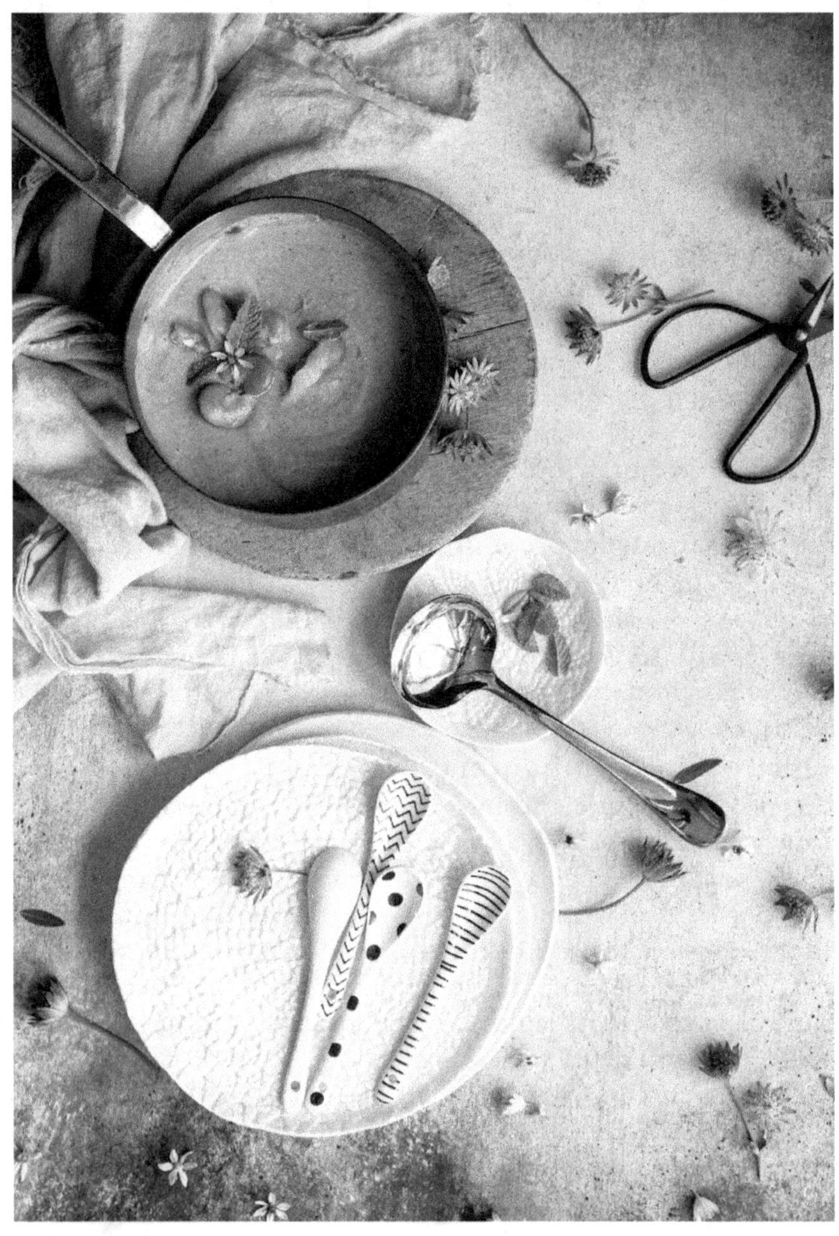

Capitolo 4

Alimenti e sostanze che eliminano le cause infiammatorie

Gli alimenti che combattono l'infiammazione sono anche chiamati alimenti antinfiammatori. Naturalmente, sono quelli che riducono l'infiammazione nel tuo corpo. Generalmente, questi alimenti contengono nutrienti importanti come polifenoli, antiossidanti e altri composti antinfiammatori che aiutano a renderti più sano, fornendo anche effetti protettivi. Gli alimenti antinfiammatori su cui concentrarsi sono:

Uova

Le uova sono considerate un "alimento funzionale", in quanto contengono componenti essenziali e nutrienti che influenzano le risposte infiammatorie del corpo. In particolare, il contenuto di vitamina D delle uova le rende una straordinaria opzione antinfiammatoria.

Pesce e crostacei

Il pesce e i crostacei sono fonti meravigliose di proteine. Contengono anche nutrienti essenziali come gli acidi grassi omega 3 che aiutano a ridurre l'infiammazione. Quando si sceglie il pesce, è meglio optare per quello pescato in natura invece di quello allevato in allevamento. Naturalmente, quest'ultimo è ancora un'opzione migliore degli alimenti che promuovono l'infiammazione. Si dovrebbe puntare a mangiare pesce e crostacei almeno tre volte a settimana. Ecco alcune delle opzioni tra cui puoi scegliere:

- Acciughe
- Aringa
- Sgombro
- Ostriche
- Salmone selvaggio

- Sardine
- Trota
- Tonno

Frutta

La frutta è essenziale per la vostra salute. Considerata come "la caramella della natura", la frutta è deliziosa, rinfrescante e contiene così tanti nutrienti che possono aiutare a prevenire l'infiammazione. Per esempio, gli avocado sono ricchi di vitamina E e di grassi monoinsaturi, entrambi con benefici antinfiammatori. Le bacche sono piene zeppe di vitamine, minerali, fibre e antociani, un tipo di antiossidante che offre effetti antinfiammatori. I migliori tipi di bacche da sgranocchiare sono le more, i mirtilli e i lamponi.

Poi, ci sono le ciliegie, un frutto delizioso che contiene catechine e antociani, antiossidanti che combattono l'infiammazione. Le ciliegie croccanti sono le migliori se stai cercando di ridurre l'infiammazione. Anche l'uva è altamente antinfiammatoria, perché contiene anche antociani. Contengono anche resveratrolo, un composto che offre diversi benefici per la salute. Oltre a questi, ecco altri esempi di frutta da includere nella tua dieta:

- Mele
- Albicocche
- Banane
- Arance
- Ananas
- Fragole

Grassi sani

L'uso di grassi sani in cucina è un ottimo modo per includere cibi anti-infiammatori nella vostra dieta. I grassi sani contengono acidi grassi omega-9 che aiutano a ridurre l'infiammazione. Usare questi oli per condire l'insalata, cucinare e anche cuocere al forno può aiutarti a migliorare la tua salute. Includete questi grassi sani nella vostra dieta:

- Olio di avocado
- Olio di cocco
- Olio d'uva
- Olio d'oliva

Erbe e spezie

Le erbe e le spezie sono aggiunte importanti alla vostra dieta, poiché aggiungono nutrienti e sapore ai vostri piatti. Quando cucini varie ricette, puoi aggiungere queste erbe e spezie per una spinta di bontà antinfiammatoria. Per esempio, l'aglio è molto usato nei piatti per il sapore e l'aroma che porta. Ma a parte questo, offre anche benefici antinfiammatori e di altro tipo per la vostra salute. Anche le cipolle sono molto comuni, perché riducono l'infiammazione, i livelli di colesterolo e il rischio di sviluppare malattie cardiache.

La curcuma è una delle spezie più esotiche in circolazione, e ha un sapore molto forte e terroso. È tipicamente usata in piatti indiani come il curry. Questa spezia contiene un potente composto noto come curcumina, che aiuta a ridurre l'infiammazione in grande stile. Anche varie erbe riducono l'infiammazione mentre aggiungono nuovi meravigliosi sapori ai tuoi piatti. Mentre diventi un grande cuoco, sperimenta l'uso di erbe e spezie per migliorare i tuoi piatti. Ecco alcuni esempi di erbe e spezie da includere nella tua dieta:

- Cannella
- Chiodi di garofano
- Ginger
- Rosmarino
- Sage
- Timo

Carne magra (o carne bianca)

Se siete amanti della carne, non dovete eliminarla completamente dalla vostra dieta. Tuttavia, dovreste optare per carni magre e di alta qualità quando possibile. Inoltre, scegliete carni allevate al pascolo, selvatiche e alimentate ad erba per evitare i composti della carne che tendono a causare infiammazioni nel corpo.

Legumi, noci e semi

Noci e semi contengono acidi grassi omega-3. Offrono benefici antinfiammatori. Alcuni legumi, come i fagioli, offrono anche questi benefici, oltre ad essere una buona fonte di proteine. Includete questi legumi, noci e semi nella vostra dieta:

- Mandorle
- Lino

- Nocciole
- Fagioli di rognone
- Fagioli bianchi
- Pistacchi
- Soia
- Semi di girasole
- Noci

Carni d'organo

Anche se la carne rossa non è raccomandata nella dieta antinfiammatoria, le carni d'organo e le frattaglie sono più accettate. Infatti, più ne puoi mangiare e meglio è! Dovresti provare gli alimenti ricchi di glicine come la pelle, le articolazioni, i tessuti connettivi e il brodo di ossa, poiché questi contengono nutrienti che possono aiutare a ridurre l'infiammazione.

Probiotici

Di solito, gli alimenti ricchi di probiotici si presentano in forma fermentata. Anche se alcune persone potrebbero non apprezzare il gusto di questi tipi di alimenti, dovresti includerli nella tua dieta se vuoi prevenire l'infiammazione. Ecco alcuni esempi di cibi ricchi di probiotici da includere nella vostra dieta:

- Kefir di latte di cocco
- Yogurt al latte di cocco
- Frutta fermentata
- Verdure fermentate
- Kombucha
- Kefir di acqua

Verdure

Proprio come la frutta, le verdure sono una parte essenziale di qualsiasi dieta, anche della dieta antinfiammatoria. Le verdure possono essere mangiate crude o cotte, e sono disponibili in una vasta gamma di opzioni. Ogni tipo di verdura ha le sue sostanze nutritive che aiutano a combattere l'infiammazione e forniscono anche altri benefici alla salute. Per esempio, i broccoli sono un tipo di verdura crucifera che è estremamente densa di nutrienti e contiene antiossidanti per ridurre l'infiammazione.

I funghi sono anche una straordinaria aggiunta ai tuoi piatti e sono disponibili in diverse varietà. Contengono antiossidanti e fenoli che proteggono il tuo corpo dalle infiammazioni. Anche i peperoni e il peperoncino sono ottimi, pieni di antiossidanti come la vitamina C che offrono potenti benefici antinfiammatori. Se vuoi iniziare a fare scelte alimentari più sane, includi molte verdure nei tuoi pasti. Puntate a un massimo di otto porzioni di verdure come queste ogni settimana:

- Rucola
- Barbabietole
- Cavolini di Bruxelles
- Cavolo
- Carote
- Cavolfiore
- Foglie di sedano
- Finocchio
- Biete
- Porri
- Lattuga
- Rutabaga
- Spinaci
- Patata dolce
- Rape
- Crescione
- Zucca invernale

Cereali integrali

I cereali integrali forniscono fibre nutrienti. Poiché la fibra può aiutare a ridurre l'infiammazione, puoi includere anche i cereali integrali nella tua dieta.

- Orzo
- Riso integrale
- Bulgur
- Farina d'avena
- Quinoa
- Farina integrale

È importante notare che alcuni cereali come il grano, l'orzo e la segale non sono adatti a coloro che soffrono di intolleranza al glutine o di celiachia.

Altri alimenti e bevande

Altri tipi di cibo non rientrano nelle categorie di cui sopra, ma possono comunque rientrare nella tua dieta. Questi includono:

- Il cacao e il cioccolato fondente contengono flavanoli - composti con proprietà antinfiammatorie. Puoi usarli in varie ricette per renderle più decadenti e benefiche.

- Il caffè è una bevanda che contiene composti antinfiammatori come i polifenoli. Se hai intenzione di cambiare la tua dieta, non dovrai dire addio alla tua tazza di caffè del mattino.

- Il tè, specialmente quello verde, contiene anche antiossidanti e altri composti salutari che combattono l'infiammazione. Aggiungete limone o miele al vostro tè per renderlo più saporito.

Quando si tratta di scegliere alimenti antinfiammatori, cercate di trovare ingredienti di alta qualità, perché questi non conterranno additivi inutili che potrebbero darvi gli effetti opposti. Per mantenerti interessato ai cibi antinfiammatori, varia la tua dieta il più possibile. Imparare a cucinare e provare varie ricette ti aiuterà ad avere successo nel tuo viaggio nella dieta antinfiammatoria.

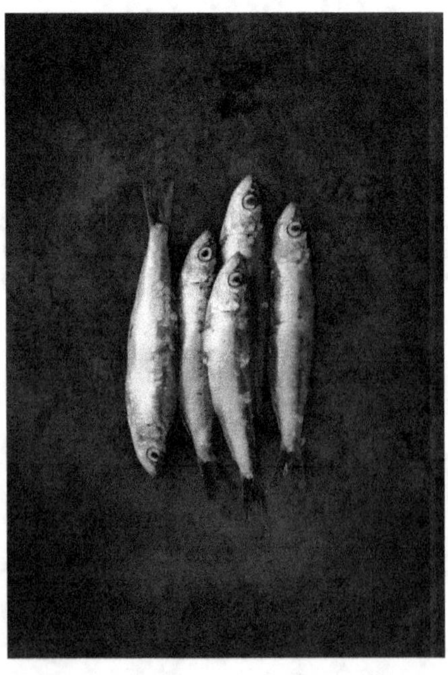

Capitolo 5

Quali alimenti sono vietati in una dieta antinfiammatoria?

Ovviamente, il cibo è importante per la nostra sopravvivenza e una buona alimentazione ci aiuterà a rimanere sani. Tuttavia, alcune persone mostrano un completo disprezzo per la loro dieta e spesso sacrificano completamente il cibo.

Supponiamo che pensiate a cosa fa il vostro corpo per un momento mentre leggete questo libro. Il tuo cervello elabora tutto, i tuoi polmoni ti aiutano a respirare e il tuo cuore pompa continuamente. Tutta questa attività da sola consuma molta energia, ed è allora che si rallenta!

Il corpo ha bisogno di carburante per funzionare in modo efficiente, proprio come una macchina. Il sistema digestivo è responsabile della conversione del cibo in energia per il tuo corpo. Una parte dell'energia viene immagazzinata e usata più tardi, mentre un'altra viene usata subito - ricorda, il tuo corpo usa energia (anche quando dormi) anche quando pensi di non fare nulla.

Come potete capire, il cibo è vitale per mantenervi in salute, quindi qualsiasi riduzione significativa dell'assunzione di cibo è tipicamente una cattiva (e pericolosa) idea. Molte persone riducono l'assunzione di cibo per cercare di perdere peso. Questa è una pessima idea per alcune ragioni, ma può farvi ammalare seriamente alla base.

Altre persone semplicemente lavorano troppo e non sempre si ricordano di mangiare correttamente. Risparmieranno il pranzo durante una riunione e avranno solo il tempo di fare un pranzo liquido. Sappiate che le donne hanno bisogno di 2000 calorie al giorno per vivere, e gli uomini di 2500, ma non potete trovarle in un frullato sostitutivo del pasto!

Più sei attivo, più energia ti serve e più cibo devi mangiare. Ma non dovresti mangiare solo quello che ti piace; invece, devi mantenere una dieta equilibrata di proteine, carboidrati e grassi. Cerca di avere sempre tempo per mangiare, le nostre vite frenetiche non sempre ci permettono di prestare molta attenzione a ciò che mangiamo, ma puoi certamente provare a fare tre pasti principali al giorno.

Il cibo è il bisogno fondamentale per tutti noi, e tutti noi guadagniamo per questo bisogno fondamentale. Dobbiamo mangiare tre pasti al giorno per mantenere il nostro corpo in grado di svolgere le nostre attività quotidiane. Molte persone "mangiano cibo per vivere", mentre altre "vivono per mangiare". In realtà, la nutrizione gioca un ruolo speciale in ogni vita.

Le scelte di consumo alimentare sono solitamente divise nelle seguenti due categorie principali:

1- Cibo vegetariano: Questi alimenti includono latte, frutta e prodotti vegetali. Sono le cose ottenute dalle piante e dagli alberi.

2- Cibo non vegetariano: Questi includono carne e prodotti a base di carne, pollo, tacchino, pesce, calamari, ecc. Normalmente, il cibo non vegetariano si ottiene uccidendo gli animali.

Qualità degli alimenti a base di carne

La nutrizione alimentare è essenziale, e gli animali non possono vivere a lungo senza questa dose quotidiana di nutrimento. È essenziale per sostenere la vita perché il cibo ottenuto aiuta le nostre cellule a svolgere le loro funzioni di routine. Materiali diversi hanno diverse quantità nutrizionali. I nutrienti sono classificati nelle seguenti sei classi:

1. Carboidrati: Danno forza al corpo e si trovano nel pane, nel riso e in altri prodotti di cereali.

2. Grassi: consiste in un gruppo di composti insolubili in acqua. Si trova in prodotti come burro, olio di pesce, strutto, ecc. I grassi sono trattenuti nel corpo per un successivo utilizzo energetico.

3. Minerali: Sono necessari per le corrette funzioni del corpo come il trasporto di ossigeno in tutto il corpo, la normalizzazione del sistema nervoso che stimola la crescita, ecc. Molti prodotti alimentari, compresi i prodotti del grano, come il pane, il pesce, il latte e il latte in polvere, possono contenere minerali.

4. Proteine: Sono importanti componenti dei muscoli, della pelle e dei capelli. Le proteine possono essere di aiuto nella produzione di vari enzimi nel corpo che controllano varie funzioni importanti. Latte, carne, pesce, uova e verdure sono le principali fonti di proteine.

5. Vitamine: Un nutriente essenziale per una buona salute. È un composto organico essenziale come nutriente. Frutta, verdura, cereali, latte e uova sono buone fonti di vitamine.
6. L'acqua: L'"elisir di lunga vita" è popolarmente noto. Il corpo umano contiene il 55-78% di acqua. Per il funzionamento essenziale delle diverse parti importanti del corpo umano, è necessaria.

Questo riflette l'importanza del cibo e dei nutrienti nella nostra dieta. Finché una persona vive, ha bisogno della quantità necessaria di acqua e cibo. Abitudini alimentari malsane portano ad un corpo malsano e malato. Il cibo che mangiamo contiene nutrienti essenziali che supportano il metabolismo del nostro corpo.

Una dieta equilibrata e nutriente aiuta a mantenere un buon indice di massa corporea (BMI) e assicura una buona alimentazione. La carenza nutrizionale può contribuire all'accumulo di tossine nel nostro corpo. Questo può portare a malattie croniche a lungo termine.

Aumenta il rischio di altre malattie come il diabete, l'osteoporosi, i disturbi cardiovascolari, il cancro e l'ictus. È importante stabilire buone abitudini alimentari e anche incredibilmente importante mangiare il cibo giusto.

Mangiare il tipo sbagliato di cibo, come i cibi fritti, grigi e lavorati, può anche diminuire il numero di nutrienti. Una dieta nutriente è quindi molto importante per evitare o curare vari problemi di salute e malattie.

Gruppi alimentari:

Nessuna singola categoria di dieta può soddisfare i bisogni nutrizionali del nostro corpo. È incredibilmente importante aggiungere una serie di alimenti nutrienti ai nostri pasti per fornire tutti i tipi di nutrienti di cui il nostro corpo ha bisogno. Cinque gruppi alimentari primari sono estremamente nutrienti:

- Carne e verdure
- Colture
- Cereali e legumi
- Prodotti lattiero-caseari
- Pesce e frutti di mare

I cinque gruppi sopra elencati forniscono un apporto sufficiente di vitamine, minerali e fibre alimentari per il corpo se consumati in una dieta sicura ed equilibrata. Tuttavia, la categoria alimentare servita varia da persona a persona, poiché dipende da fattori quali l'età, la dimensione corporea, il sesso e il livello di attività. In un gruppo e tra gruppi, è importante consumare una varietà di prodotti alimentari.

Poiché ogni alimento di ogni gruppo alimentare fornisce diverse quantità di nutrimento, alcuni alimenti di un gruppo alimentare hanno più calorie di altri alimenti della stessa categoria. Questo modello alimentare assicura che ogni gruppo di alimenti fornisca il massimo della nutrizione raccomandata. Inoltre, una grande varietà di alimenti può anche fornire un pasto piacevole e delizioso!

Adottando le abitudini alimentari di cui sopra, il corpo è protetto da molti problemi di salute e malattie. Questo non solo aiuta a prevenire ma anche a curare molte malattie. Ricordate, meglio che curare è prevenire.

Dovete notare che le medicine trattano solo i sintomi di una malattia e non la causa principale. Le abitudini alimentari sbagliate sono la causa principale della maggior parte delle malattie e dei tumori. Ciò causa l'accumulo di tossine nel sistema corporeo, che peggiora la condizione. Una dieta equilibrata e nutriente, al contrario, rimedia alla causa principale delle malattie e ripristina il benessere generale del corpo.

Vorrei che cominciaste a pensare a questo: "Quello che mangio mi fa stare meglio o più male?"

Non sei impotente mentre combatti l'infiammazione. Voglio che la tua dieta attivi o sopprima una proteina chiamata citochine che induce l'infiammazione. È come se qualsiasi cosa che bevi mandasse un avvertimento al tuo sistema immunitario per indurre o più o meno infiammazione.

Capitolo 6

Vuoi una spinta metabolica? Ecco le tue 24 ore di disintossicazione per qualsiasi tipo di infiammazione

Dedicare un giorno alla settimana alla purificazione. Così sarà più facile prevenire e superare gli stati infiammatori. Ecco come fare:

Quando ti svegli:

- Bevi una spremuta di limone, altrimenti, si può bere una spremuta di melograno

Colazione:

2-3 gallette di riso integrale

15 gr di marmellata di agrumi senza zucchero

1 mela o 1 kiwi o 1 pompelmo

5 mandorle o una manciata di semi di zucca

1 bicchiere di tè verde senza zucchero

Oppure

Volendo fare una colazione salata, puoi mangiare 100 grammi di bresaola

Metà mattina:

Yogurt magro o un frutto (mela, arancia, Kiwi)

3 mandorle

Pranzo

75 grammi di farro con delle verdure crude e un filo di olio d'oliva e 120 grammi di ceci lessati.

Una ciotolina di insalata verde

Spuntino:
1 macedonia di frutta.
In alternativa
1 frutto e 3 mandorle

Cena
70 grammi di pasta integrale con verdure grigliate.
120 grammi di salmone scottato in padella.

Oppure
Una vellutata di zucca

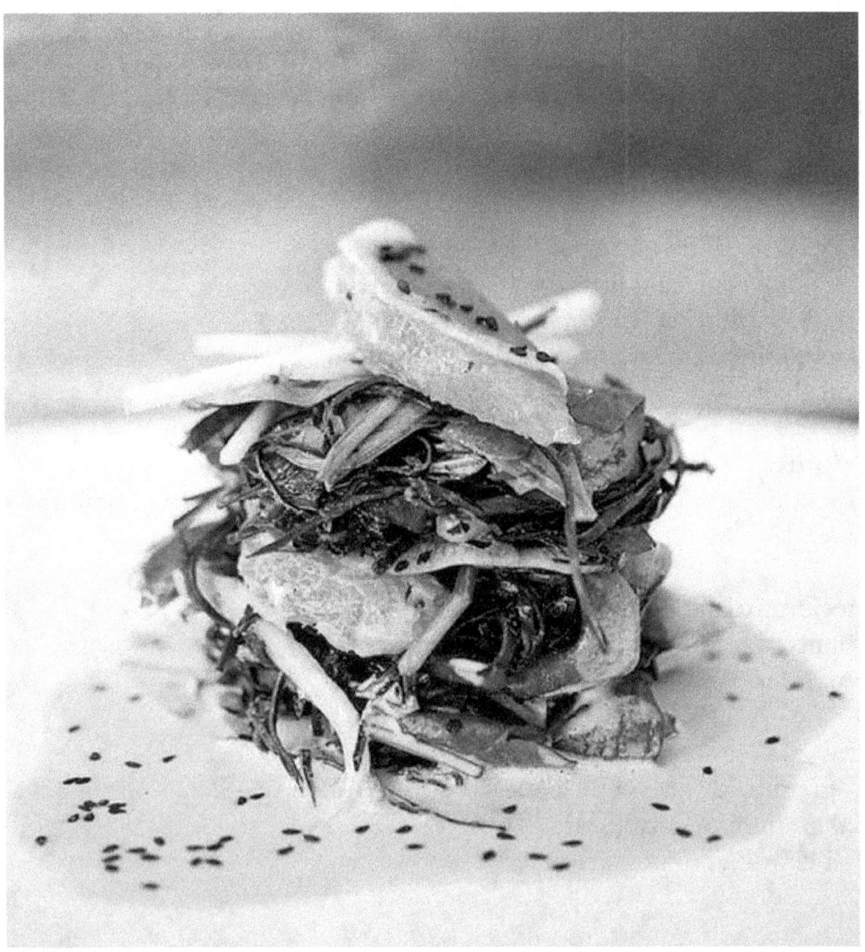

Capitolo 7

Le ricette giuste per riscoprire il benessere

Colazione

Frullato al tè verde

Il tè verde è la base perfetta per un frullato mattutino. È idratante e antinfiammatorio grazie al suo denso contenuto di antiossidanti, e contiene caffeina per una spinta energetica.

I frullati sono un ottimo modo per massimizzare l'assunzione di frutta e verdura, così come di grassi sani e proteine, al mattino.

Questa ricetta fa solo una porzione per la preparazione del pasto, moltiplica la ricetta per 5 (o più) e conserva i componenti come "pacchetti" di frullato (vedi Suggerimento per la conservazione), e conserva nel congelatore per un uso successivo.

Prepara il tè verde fresco per ogni frullato.

Tempo di preparazione: 10 minuti

Tempo di cottura: 0 minuti

Porzioni: 1

Ingredienti:

- 240 ml di acqua bollente
- 1 bustina di tè verde
- ½ banana tagliata e congelata
- 85 gr di mirtilli congelati
- 340 gr di spinaci congelati
- 1 cucchiaio di semi di chia
- 3 cubetti di ghiaccio

Indicazioni:

1. In un grande misurino resistente al calore, versare l'acqua bollente sulla bustina di tè verde. Mettere in infusione a piacere.
2. Mentre il tè è in infusione, metti la banana congelata, i mirtilli, gli spinaci e i semi di chia in un frullatore.
3. Far cadere i cubetti di ghiaccio nel tè per raffreddarlo parzialmente.
4. Versare il tè ancora caldo sugli ingredienti del frullato e frullare fino ad ottenere un composto omogeneo, circa 1 minuto.

Nutrizione:

Per porzione:

- Calorie: 188 kcal
- Grasso totale: 6 g
- Grasso saturo: 1 g
- Proteine: 9 g
- Carboidrati totali: 31 g
- Fibra: 12 g
- Zucchero: 12 g
- Colesterolo: 0 mg

Parfait di insalata di frutta ed erbe

Una macedonia di frutta è una fonte di energia antinfiammatoria e un modo soddisfacente e riempitivo per iniziare la giornata. Questa raccolta di frutta aumenta il tuo apporto di fibre, vitamine e minerali come prima cosa al mattino, ed è bilanciata con grassi insaturi e proteine antinfiammatorie. Rimarrete sazi ed energizzati per tutta la giornata.

Tempo di preparazione: 10 minuti

Tempo di cottura: 0 minuti

Porzioni: 3

Ingredienti:

- 340 gr di granola ai frutti di bosco e zenzero
- 340 gr di more
- 340 gr di lamponi
- 340 gr di fragole affettate
- 1 mela, tritata
- 2 mandarini o arance clementine, segmentati
- 3 grandi foglie di basilico fresco, tritate
- 3 grandi foglie di menta fresca, tritate
- 400 ml di yogurt lattiero-caseario o non lattiero-caseario
- 1 cucchiaio di miele

Indicazioni:

1. Preparare la granola come indicato.
2. In una grande ciotola, unire le more e i lamponi, le fragole, la mela, i mandarini, il basilico e la menta e mescolare fino a combinare.
3. Porzionare la macedonia in 3 vasetti di vetro con tappo a vite e coprire ciascuno con ½ tazza di yogurt.
4. Irrorare ciascuno con 1 cucchiaino di miele e coprire con 115 gr di granola.

Nutrizione:

Per porzione:

- Calorie: 434 kcal Grasso totale: 14 g
- Grasso saturo: 4 g Proteine: 12 g
- Carboidrati totali: 70 g
- Fibra: 13 g
- Zucchero: 40 g
- Colesterolo: 16 mg

Budino di riso integrale alla cannella e alle noci

Questo budino di riso caldo e confortante è un tocco salutare su un classico. A basso contenuto di zuccheri aggiunti e ad alto contenuto di antiossidanti e carboidrati complessi, questo piatto di riso integrale rifornirà la vostra mattina. La cannella e le noci ricche di omega 3 conferiscono a questa ricetta profondità di sapore e consistenza. Utilizzare il latte di soia per un maggiore contenuto proteico.

Tempo di preparazione: 45 minuti

Tempo di cottura: 20 minuti

Porzioni: 4

Ingredienti:

- Riso integrale di base
- 480 ml di latte non lattiero-caseario non zuccherato, diviso
- 115 gr di sciroppo d'acero
- ¼ di cucchiaino di sale
- 1 uovo grande, sbattuto
- ½ cucchiaino di estratto di vaniglia puro
- ½ cucchiaino di cannella macinata
- 85 gr di noci tritate

Indicazioni:

1. Preparare il riso integrale come indicato.
2. Unire il riso con 120 ml di latte nella casseruola, lo sciroppo d'acero e il sale. Cuocere a fuoco medio per 15-20 minuti, o fino a quando è denso.
3. Versare la restante ½ tazza di latte e l'uovo. Continuare la cottura per 2 o 3 minuti, mescolando costantemente. Togliere il budino dal fuoco, mescolare con la vaniglia, la cannella e le noci.
4. Porzionare il budino di riso in 4 contenitori medi.

Nutrizione:

- Calorie: 339 kcal
- Grasso totale: 9 g
- Grasso saturo: 1 g
- Proteine: 10 g
- Carboidrati totali: 54 g
- Fibra: 2 g
- Zucchero: 21 g
- Colesterolo: 47 mg

Avena con banana, ciliegie e mandorle

Puoi preparare un'avena sostanziosa sui fornelli in meno di 30 minuti. Naturalmente addolcita con la banana, questa avena è piena di fibre ed è completata da deliziose ciliegie e mandorle antinfiammatorie. Per risparmiare tempo, cucinate l'avena in anticipo, e potrete avere questa ricetta in appena 5 minuti!

Tempo di preparazione: 5 minuti

Tempo di cottura: 15 minuti

Porzioni: 5

Ingredienti:

- 680 gr di avena
- 1 L di latte non lattiero
- 1 banana grande molto matura, fresca o congelata
- 680 gr di ciliegie, fresche o congelate, divise a metà e snocciolate
- 170 gr di mandorle a scaglie, tritate

Indicazioni:

1. Unire l'avena e il latte in una casseruola e portare a ebollizione a fuoco medio-alto. Ridurre il calore a medio-basso. Cuocere a fuoco lento per 15 minuti, o fino a quando l'avena è morbida.

2. Togliere dal fuoco e aggiungere la banana. Coprire la pentola in modo che la banana si ammorbidisca nel calore intrappolato. Schiacciare o mescolare la banana ammorbidita nell'avena fino ad incorporarla. Aggiungere le ciliegie e le mandorle, mescolando per combinare.

3. Raffreddare completamente l'avena e poi porzionarla in 5 vasetti di vetro con tappo a vite e guarnirla con altre ciliegie o mandorle, se si desidera.

Nutrizione:

- Calorie: 380 kcal
- Grasso totale: 11 g
- Proteine: 14 g
- Carboidrati totali: 55 g
- Fibra: 9 g
- Zucchero: 20 g
- Colesterolo: 0 mg

Pancake alla banana

Sapevi che i pancake possono essere salutari? Questi pancake alla banana senza cereali sono naturalmente privi di glutine e cereali e ricchi di proteine. Non c'è sciroppo d'acero servito con queste frittelle; invece, userete una composta di frutta antinfiammatoria e naturalmente dolce.

Tempo di preparazione: 10 minuti
Tempo di cottura: 5 minuti
Porzioni: 2
Ingredienti:

- 680 gr di frutti di bosco (fragole, mirtilli o ciliegie), freschi o congelati - Succo di 1 arancia media
- 2 banane, schiacciate - 2 uova grandi, sbattute
- ¼ di cucchiaino di bicarbonato di sodio
- 1 cucchiaio di olio di cocco

Indicazioni:

1. Unire i frutti di bosco e il succo d'arancia in una piccola casseruola e portare a ebollizione a fuoco medio-alto. Ridurre il calore a medio-basso e cuocere per 10-12 minuti, mescolando di tanto in tanto con una frusta o un passaverdura e schiacciando la frutta, fino a quando il composto si addensa leggermente. Togliere dal fuoco. Quando si raffredda, il composto si addenserà di più.

2. Mentre la composta cuoce, in una ciotola media, unire le banane, le uova e il bicarbonato, mescolare con un cucchiaio di legno per incorporare. In una grande padella, scaldare l'olio di cocco a fuoco medio-alto fino a quando è caldo. Versare la pastella dei pancake nella padella, usando 85 gr di pastella per ogni pancake. Cuocere le frittelle fino a quando non si gonfiano leggermente, appaiono al centro, e i bordi diventano traslucidi da 4 a 5 minuti. Girate delicatamente le frittelle e cuocete ancora per 1 o 2 minuti.

3. Porzionare le frittelle raffreddate in 2 contenitori di conservazione. Trasferire la composta in un barattolo di vetro con tappo a vite.

Nutrizione:
Per porzione:

- Calorie: 321 kcal Grasso totale: 13 g Grasso saturo: 8 g
- Proteine: 9 g Carboidrati totali: 48 g Fibra: 8 g Zucchero: 29 g
- Colesterolo: 186 mg

Tofu strapazzato con verdure

Il tofu strapazza, così come le uova, quindi iniziate la vostra giornata con uno strapazzo pieno di proteine e con le vostre verdure preferite e saporite. Insaporito con la curcuma, una potente erba antinfiammatoria, questo crumble assumerà un colore giallo vibrante e un sapore ricco. Sentitevi liberi di sostituire le verdure ricche di antiossidanti che vi piacciono di più.

Tempo di preparazione: 5 minuti

Tempo di cottura: 10 minuti

Porzioni: 2

Ingredienti:

- 1 cucchiaio di olio d'oliva
- ½ cipolla gialla media, tagliata a dadini
- 1 spicchio d'aglio, tritato
- 340 gr di asparagi tritati
- 340 gr di spinaci, tritati
- 230 gr di tofu solido, pressato con carta assorbente e sbriciolato
- ½ cucchiaino di curcuma macinata - ½ cucchiaino di sale
- ½ cucchiaino di pepe nero appena macinato

Indicazioni:

1. Scaldare l'olio in una grande padella.
2. Aggiungere la cipolla, l'aglio e gli asparagi e soffriggere per 3-5 minuti, finché le cipolle sono traslucide e gli asparagi si sono ammorbiditi.
3. Aggiungere gli spinaci baby e cuocere, mescolando costantemente, fino a quando si riducono e si incorporano al composto.
4. Aggiungere il tofu e continuare a soffriggere a fuoco medio per 4 o 5 minuti fino a quando il tofu non si rosola leggermente.
5. Aggiungere una piccola spruzzata d'acqua e usare una spatola per raschiare i pezzi bloccati. Aggiungere la curcuma, il sale e il pepe e mescolare per combinare.
6. Togliere dal fuoco. Porzionare il pasticcio in 2 contenitori per la conservazione.

Nutrizione:

- Calorie: 258 kcal Grasso totale: 17 g Grasso saturo: 2 g
- Proteine: 20 g Carboidrati totali: 12 g Fibra: 5 g Zucchero: 3 g
- Colesterolo: 0 mg

Muffin alle zucchine

La zucchina è l'ingrediente segreto di questi muffin per la prima colazione, e aumenta le tue mattine con fibre, vitamine, minerali e antiossidanti. Non c'è bisogno di iniziare la giornata con pasticcini pieni di zucchero quando un'opzione integrale, naturalmente dolcificata e segretamente ricca di verdure è così facile da preparare. Sentitevi liberi di sostituire la farina integrale senza glutine per renderli senza glutine.

Tempo di preparazione: 10 minuti
Tempo di cottura: 20 minuti
Porzioni: 12 muffin
Ingredienti:

- 680 gr di zucchine grattugiate (circa 2 zucchine piccole)
- 340 gr di farina integrale
- 340 gr di farina 00
- 1 cucchiaino di lievito in polvere
- 1 cucchiaino di bicarbonato di sodio
- 1 cucchiaino di cannella macinata
- ½ cucchiaino di sale
- 2 uova grandi
- 120 ml di sciroppo d'acero
- 120 ml di latte non latticino non zuccherato (avena, mandorla o soia)
- 60 ml di olio di semi d'uva o di avocado
- 1 cucchiaino di estratto di vaniglia puro

Indicazioni:

1. Preriscaldare il forno a 180°. Foderare con carta una teglia per muffin da 12 tazze o con dei rivestimenti in silicone.
2. Premere delicatamente le zucchine grattugiate tra la carta assorbente per rimuovere l'umidità in eccesso. Mettere da parte.
3. In una grande ciotola, sbattete insieme la farina integrale, la farina universale, il lievito in polvere, il bicarbonato, la cannella e il sale.
4. Sbattere insieme le uova in una ciotola media, lo sciroppo d'acero, il latte, l'olio e la vaniglia. Versare il composto di uova nel composto di farina, mescolare con un cucchiaio di legno per combinare.

5. Aggiungere delicatamente le zucchine fino ad incorporarle.
6. Dividere la pastella uniformemente tra i pirottini e cuocere per 18-20 minuti, o fino a quando le cime dei muffin sono sode al tatto.
7. Lasciate raffreddare i muffin e poi trasferiteli in un grande contenitore.

Nutrizione:

Per porzione (2 muffin):

- Calorie: 338 kcal
- Grasso totale: 12 g
- Grasso saturo: 2 g
- Proteine: 8 g
- Carboidrati totali: 52 g
- Fibra: 4 g
- Zucchero: 18 g
- Colesterolo: 62 mg

Uova strapazzate al Cile e cumino

Le uova strapazzate sono un bel veicolo per le verdure e le spezie antinfiammatorie. Ravvivate la vostra media delle uova strapazzate aggiungendo il cumino e i peperoncini prima di servire. Godetevi questo crumble su un toast, avvolto in una tortilla, con un lato di frutta, o, meglio di tutti, con patate rosse arrostite alle erbe.

Tempo di preparazione: 10 minuti
Tempo di cottura: 10 minuti
Porzioni: 2
Ingredienti:

- ½ Patate rosse arrostite con erbe
- 2 cucchiaini di olio d'oliva
- ¼ di cipolla gialla media, tagliata a dadini
- 1 spicchio d'aglio, tritato
- ¼ di cucchiaino di sale
- ¼ di cucchiaino di pepe nero appena macinato
- ¼ di cucchiaino di cumino macinato
- ⅛ cucchiaino di peperoncino in polvere
- 4 uova grandi, sbattute
- 1 peperoncino verde

Indicazioni:

1. Preparare le patate rosse come indicato e metterle in forno.
2. Scaldare l'olio a fuoco medio. Aggiungere la cipolla e l'aglio e soffriggere per 3 o 4 minuti fino a quando la cipolla è traslucida.
3. Aggiungere il sale, il pepe, il cumino e il peperoncino in polvere, mescolandoli al composto di cipolle per circa 30 secondi.
4. Aggiungere le uova e i peperoncini. Mescolare il composto con il cucchiaio di legno rapidamente e costantemente in modo che le uova si cuociano uniformemente. Togliere dal fuoco.
5. Togliere le patate dal forno e raffreddarle prima di conservarle.
6. Porzionare le patate e le uova separatamente in 2 contenitori di conservazione ciascuno.

Nutrizione:

Per porzione:

- Calorie: 391 kcal Grasso totale: 21 g Grasso saturo: 5 g
- Proteine: 15 g Carboidrati totali: 34 g Fibra: 5 g
- Zucchero: 5 g Colesterolo: 372 mg

Ciotola alla quinoa

Una ciotola per la colazione è una colazione veloce, sana e facile da portare al lavoro o a scuola. Questa ciotola vanta colori brillanti e sapori decisi dalle verdure antinfiammatorie e dalle spezie Savory, oltre a fibre e proteine dai fagioli neri, dalla quinoa e dalle uova sode. Se non sei un nottambulo, aggiungi salsa o salsa piccante come guarnizione.

Tempo di preparazione: 15 minuti

Tempo di cottura: 15 minuti - **Porzioni:** 3

Ingredienti:

- 340 gr di quinoa saltata alle erbe
- 3 uova grandi - 1 barattolo di fagioli neri
- ½ cucchiaino di cumino macinato
- Succo di 1 lime - 170 gr di spinaci baby
- Sale - Pepe nero appena macinato
- 1 avocado piccolo, affettato - 85 gr di coriandolo fresco tritato

Indicazioni:

1. Preparare la quinoa come indicato.
2. Mettere le uova in una pentola media. Coprirle con acqua in modo che siano completamente sommerse. Portare l'acqua a ebollizione. Quando l'acqua bolle, togliere la pentola dal fuoco, coprire e lasciare riposare per 11 minuti. Scolare l'acqua e mettere le uova da parte a raffreddare.
3. Mentre le uova sono in cottura, in una grande casseruola, combinare i fagioli neri, il cumino e il succo di lime e mescolare a fuoco medio fino a quando il composto è riscaldato da 3 a 5 minuti. Togliere dal fuoco e lasciare raffreddare.
4. Se servite subito, foderate il fondo di ogni ciotola con ½ tazza di spinaci, e poi coprite una metà di ogni ciotola con la quinoa e l'altra metà con i fagioli neri. Sbucciate e dimezzate le uova e mettete due metà su ogni ciotola. Aggiungere sale e pepe a piacere. Guarnire con avocado e cilantro. Se conservate per dopo, conservate la quinoa e i fagioli insieme in 3 contenitori medi. Conservare gli spinaci in un contenitore grande separato e il cilantro e l'avocado insieme in 3 piccoli contenitori o bustine separati. Conservare le uova nel loro guscio.

Nutrizione: *Per porzione:* Calorie: 267 kcal Grasso totale: 13 g Grasso saturo: 3 g Proteine: 14 g Carboidrati totali: 4 g Fibra: 10 g Zucchero: 2 g Colesterolo: 140 mg

Wraps per la colazione

Non tutte le colazioni sono buone da fare in anticipo, ma questi semplici e gustosi involucri per la colazione, adatti alla preparazione dei pasti, lo sono certamente. Questa ricetta adattabile utilizza uova o tofu come base. Questa ricetta usa il formaggio, ma si può facilmente eliminare o usare invece il lievito nutrizionale.

Tempo di preparazione: 10 minuti
Tempo di cottura: 5 minuti
Porzioni: 4
Ingredienti:

- 1 cucchiaino di olio d'oliva
- 4 uova grandi o 1 fetta di tofu
- ½ cucchiaino di sale
- ½ cucchiaino di pepe nero appena macinato
- 680 gr di spinaci baby
- 4 cucchiai di formaggio feta sbriciolato
- 4 tortillas senza glutine o integrali

Indicazioni:

1. In una grande padella, scaldare l'olio a fuoco medio. Aggiungere le uova o il tofu, il sale, il pepe e gli spinaci. Mescolare la miscela, mescolando costantemente (e rompendo il tofu, se si usa), per 3-5 minuti, fino a quando le uova sono cotte (o il tofu è riscaldato) e gli spinaci si sono ridotti e incorporati al composto.
2. Per assemblare i wraps, spalmate 1 cucchiaio di feta al centro di ogni tortilla. Dividete il composto di uova o tofu e spinaci tra le tortillas sopra la feta, poi avvolgete le tortillas come se fosse un burrito, piegando i lati, ripiegando il fondo e poi rimboccando la parte superiore. Lasciate raffreddare gli involucri.
3. Arrotolare ogni involucro nella carta stagnola.

Nutrizione:

Per porzione:

- Calorie: 238 kcal Grasso totale: 12 g
- Grasso saturo: 5 g Proteine: 12 g
- Carboidrati totali: 20 g
- Fibra: 5 g Zucchero: 2 g
- Colesterolo: 194 mg

Pranzo

Frullato Sostitutivo Per il Pranzo

I frullati non sono solo per la colazione: sono un ottimo pranzo veloce per mantenere l'energia e i livelli di zucchero nel sangue stabili. Questo frullato delizioso, saziante e completamente naturale combina proteine integrali dal tofu, carboidrati complessi dall'avena e antiossidanti che calmano l'infiammazione da frutta e verdura. Congelate gli ingredienti in "pacchetti" di frullato, aggiungete il latte e il tofu e frullateli in pochi secondi!

Tempo di preparazione: 5 minuti
Tempo di cottura: 0 minuti
Porzioni: 4 frullati
Ingredienti:

- 240 ml di avena laminata all'antica
- 2 banane, dimezzate e congelate
- 85 gr di fragole congelate
- 680 gr di spinaci
- 1,5 L di latte di mandorla o di avena non zuccherato
- 460 gr di tofu

Indicazioni:

1. In ognuno dei 4 sacchetti da freezer, aggiungi 85 gr di avena, mezza banana, 115 gr di fragole e 170 gr di spinaci. Conserva le confezioni di frullato nel congelatore.
2. Per fare un singolo frullato, in un frullatore, combinare 360 ml di latte e 115 gr di tofu. Aggiungere il contenuto di 1 confezione di frullato e frullare fino a renderlo liscio e cremoso.

Nutrizione:

Per porzione (1 frullato):

- Calorie: 475 kcal Grasso totale: 11 g
- Grasso saturo: 1 g
- Proteine: 19 g
- Carboidrati totali: 81 g
- Fibra: 10 g Zucchero: 29 g
- Colesterolo: 0 mg

Tofu e verdure

In questa ricetta, il tofu e le verdure sono marinati in una salsa fatta in casa, tutta naturale, e poi cotte al forno su spiedini in un delizioso stile di preparazione senza mani, ultra portatile e divertente da mangiare. Servire su riso integrale per un pasto equilibrato e saziante.

Tempo di preparazione: 20 minuti

Tempo di cottura: 30 minuti

Porzioni: 4

Ingredienti:

- Tempeh o Tofu marinato all'aglio e alle erbe
- Riso integrale di base
- ½ cipolla rossa, tagliata a pezzettoni
- 1 zucchina media, tagliata a fette spesse mezzo pollice
- 1 zucca gialla, tagliata a fette spesse mezzo pollice
- 1 pacchetto di funghi, gambi rimossi

Indicazioni:

1. Marinare il tofu per 20 minuti come indicato.
2. Immergere 8 spiedini di legno in acqua (così non si carbonizzano nel forno) per 20 minuti.
3. Nel frattempo, avviare il riso integrale come indicato.
4. Preriscaldare il forno a 220°. Foderare una grande teglia con carta pergamena. Per fare gli spiedini, infilare le fette di tofu marinato (riservare la marinata), i pezzi di cipolla, le fette di zucchina, le fette di zucca e i funghi in un modello alternato sugli spiedini, lasciando 2 cm di spiedino vuoto su ogni estremità.
5. Trasferire gli spiedini nella padella e versarvi sopra la metà della marinata riservata al tofu. Mettere da parte la marinata rimanente.
6. Cuocere gli spiedini per 20 minuti, poi girarli e ricoprirli con la marinata rimanente. Infornare per altri 15-20 minuti, fino a quando il tofu non è rosolato e le verdure sono morbide.
7. Togliere il riso integrale dal fuoco e metterlo da parte a raffreddare.
8. Porzionare il riso integrale raffreddato in 4 grandi contenitori e mettere 2 spiedini in ciascuno.

Nutrizione:

Per porzione (2 spiedini):

- Calorie: 417 kcal Grasso totale: 18 g Grasso saturo: 3 g
- Proteine: 20 g Carboidrati totali: 45 g Fibra: 3 g
- Zucchero: 4 g Colesterolo: 0 mg

Zuppa di carote allo zenzero e curcuma

Questa zuppa di purea è piena di nutrienti antinfiammatori che aggiungono profondità di sapore. Le carote creano una base terrosa e cremosa e si abbinano bene alla dolce zucca di burro. La zucca pretagliata confezionata (di solito si trova nella sezione frigo o freezer dei negozi di alimentari) vi farà risparmiare molto tempo e fatica in questa ricetta. Abbina questa zuppa con una qualsiasi delle insalate di questo libro.

Tempo di preparazione: 10 minuti

Tempo di cottura: 40 minuti

Porzioni: 5

Ingredienti:

- 4 carote medie, tritate - 170 gr di zucca a cubetti
- ½ cipolla gialla, tagliata a dadini - 2 spicchi d'aglio, tritati
- 1 pezzettino di zenzero fresco, grattugiato
- 1 cucchiaio di curcuma macinata - 1 cucchiaino di sale
- 1 cucchiaino di pepe nero appena macinato
- 720 ml di brodo vegetale - 1 lattina di latte di cocco
- **115 gr** di foglie di prezzemolo fresco tritato

Indicazioni:

1. In una grande pentola, aggiungere le carote, la zucca e la cipolla e mescolare di tanto in tanto per 5-7 minuti, fino a quando le verdure iniziano ad ammorbidirsi e le cipolle diventano traslucide.

2. Aggiungere l'aglio, lo zenzero, la curcuma, il sale e il pepe e mescolare costantemente per combinare per altri 2 minuti. Aggiungere il brodo e il latte di cocco. Portare la miscela a ebollizione. Ridurre il calore. Coprire la pentola e far sobbollire la zuppa per 20 minuti. Una volta che le verdure sono morbide, frullare la zuppa in lotti in un frullatore a immersione (o nella pentola con un frullatore a immersione) fino a renderla liscia. Lasciare raffreddare prima di conservare. Porzionare la zuppa in 5 contenitori medi.

3. Conservare il prezzemolo in un contenitore separato.

Nutrizione:

Per porzione:

- Calorie: 277 kcal Grasso totale: 24 g Grasso saturo: 17 g
- Proteine: 3 g Carboidrati totali: 17 g Fibra: 4 g Zucchero: 7 g
- Colesterolo: 0 mg

Zuppa Vegana

Patate dolci, mais e latte di soia ricco di proteine creano una base ricca e cremosa per questo piatto naturalmente vegano.

Tempo di preparazione: 10 minuti

Tempo di cottura: 40 minuti

Porzioni: 5

Ingredienti:

- 3 cucchiai di olio d'oliva - 8 foglie di basilico fresco, tritate
- 1 grande cipolla gialla, tagliata a dadini
- 1 porro grande, tagliato a rondelle sottili
- 3 patate dolci grandi, sbucciate e tagliate a dadini
- 1 cucchiaio di acqua - ½ cucchiaino di timo secco
- 1 cucchiaino di sale - 1 cucchiaino di pepe nero appena macinato
- 1 L di brodo vegetale - 240 ml di latte di soia non zuccherato
- 1,2 kg di chicchi di mais, freschi, in scatola o congelati

Indicazioni:

1. Scaldare l'olio a fuoco medio... Aggiungere la cipolla, il porro e le patate dolci e cuocere, mescolando di tanto in tanto per 6-8 minuti, o fino a quando le verdure iniziano ad ammorbidirsi e le cipolle diventano traslucide. Aggiungere 1 cucchiaio di acqua alla volta. Se il composto si attacca alla padella, raschiare i pezzi bloccati con un cucchiaio di legno. Aggiungere il timo, il sale e il pepe. Cuocere per altri 2 minuti, mescolando costantemente per combinare. Aggiungete il brodo, aumentate il fuoco e portate il composto a ebollizione. Ridurre il calore a medio-basso. Cuocere a fuoco lento per 30-35 minuti fino a quando le patate dolci sono tenere.

2. Aggiungere il latte di soia. Riducete la zuppa in lotti in un frullatore a immersione (o nella pentola con un frullatore a immersione) fino a renderla liscia. Rimettere la purea nella pentola e aggiungere il mais. Se il mais è congelato, mescolarlo a fuoco medio per 5-10 minuti per scongelarlo. Raffreddare prima di conservare.

3. Porzionare la zuppa in 5 contenitori medi. Conservare il basilico in un piccolo contenitore separato.

Nutrizione:

Per porzione:

- Calorie: 331 kcal Grasso totale: 11 g Grasso saturo: 2 g
- Proteine: 8 g Carboidrati totali: 57 g Fibra: 7 g Zucchero: 9 g
- Colesterolo: 6 mg

Zuppa di Fagioli

La zuppa di fagioli è il modo perfetto per massimizzare le proteine e le fibre così come le vitamine antiinfiammatorie, i minerali e gli antiossidanti. L'aglio saporito e il rosmarino creano sfumature terrose che rendono questa deliziosa zuppa di riempimento perfetta per qualsiasi periodo dell'anno. La zuppa di fagioli si congela bene, quindi fatene una scorta (o anche raddoppiatela!) e congelatela per mangiarla a pranzo quando ne avete bisogno.

Tempo di preparazione: 5 minuti
Tempo di cottura: 20 minuti
Porzioni: 5
Ingredienti:

* 2 cucchiai di olio d'oliva - 1 grande cipolla gialla, tagliata a dadini
* 3 spicchi d'aglio, tritati - ½ cucchiaino di rosmarino secco
* ½ cucchiaino di timo secco - 1 cucchiaino di sale
* ¾ di cucchiaino di pepe nero appena macinato
* 1 cucchiaio di acqua - 1 L di brodo vegetale
* 3 Barattoli di fagioli bianchi cannellini scolati e sciacquati
* 170 gr di prezzemolo tritato

Indicazioni:

1. Scaldare l'olio a fuoco medio. Aggiungere la cipolla e cuocere da 4 a 6 minuti, mescolando di tanto in tanto, finché la cipolla diventa traslucida e morbida. Aggiungere l'aglio e soffriggere per altri 2 minuti, o fino a quando l'aglio è morbido e fragrante.

2. Aggiungere il rosmarino, il timo, il sale e il pepe e cuocere per altri 2 minuti, mescolando costantemente per combinare. Aggiungere 1 cucchiaio di acqua alla volta. Se il composto si attacca alla padella, raschiare i pezzi bloccati con un cucchiaio di legno. Aggiungere il brodo e i fagioli. Aumentare la fiamma al massimo e portare il composto a ebollizione. Poi, ridurre la fiamma a medio-bassa, coprire e cuocere a fuoco lento per 20 minuti.

3. Con un frullatore a immersione frullare o schiacciare circa metà della zuppa, lasciando l'altra metà con la consistenza. Raffreddare prima di conservare. Porzionare la zuppa in 5 contenitori medi. Conservare il prezzemolo in un piccolo contenitore separato.

Nutrizione: *Per porzione:* Calorie: 263 kcal Grasso totale: 6 g Grasso saturo: 1 g Proteine: 14 g Carboidrati totali: 39 g Fibra: 12 g Zucchero: 3 g Colesterolo: 0 mg

Insalata di Fagioli

Questa insalata altamente adattabile è il piatto perfetto per riempire tutta la settimana. È piena di proteine e fibre grazie ai fagioli, al mais e alla quinoa integrale. Aggiungete diverse verdure e giocate con i condimenti per una varietà infinita. Un semplice condimento rende i sapori di questo piatto pop, mentre le erbe anti-infiammatorie aggiungono benefici per la salute e un gusto leggero e rinfrescante.

Tempo di preparazione: 5 minuti

Tempo di cottura: 20 minuti

Porzioni: 5

Ingredienti:

- 340 gr di quinoa, sciacquata - 500 ml di acqua
- 170 gr di cipolla rossa a dadini - 2½ cucchiai di olio d'oliva
- Succo di 2 lime - 2 cucchiaini di cumino macinato
- 1 cucchiaino di sale
- 1 cucchiaino di pepe nero appena macinato
- 500 gr di chicchi di mais, freschi o congelati
- 2 barattoli di fagioli neri - 170 gr di coriandolo fresco tritato
- 3 avocado, dimezzati

Indicazioni:

1. Unire la quinoa e l'acqua in una casseruola.
2. Portare a ebollizione a fuoco alto. Ridurre il calore a medio-basso. Cuocere per 15 minuti, o fino a quando l'acqua è assorbita e la quinoa è soffice. Nel frattempo, combinare la cipolla, l'olio, il succo di lime, il cumino, il sale e il pepe.
3. Trasferire la quinoa cotta nella ciotola e aggiungere il mais e i fagioli. Mescolare bene per ricoprire uniformemente e raffreddare prima di conservare.
4. Porzionare l'insalata di quinoa in 5 contenitori medi. Porzionare il coriandolo e mezzo avocado in ognuno dei 5 piccoli contenitori. (Conservare il mezzo avocado rimanente per un'altra ricetta o per un altro uso).

Nutrizione:

Per porzione:

- Calorie: 498 kcal Grasso totale: 20 g Grasso saturo: 3 g
- Proteine: 18 g Carboidrati totali: 69 g Fibra: 19 g Zucchero: 4 g
- Colesterolo: 0 mg

Insalata di lenticchie al limone

Le lenticchie sono la perfetta aggiunta antinfiammatoria a un'insalata. Questo semplice piatto di lenticchie è ravvivato da una fragrante vinaigrette agli agrumi. Per assicurare che l'insalata si conservi bene per tutta la settimana, ho optato per lenticchie più robuste, come le lenticchie nere, marroni e verdi francesi. Altre lenticchie (specialmente quelle rosse) cuoceranno più velocemente ma avranno una consistenza più morbida.

Tempo di preparazione: 10 minuti
Tempo di cottura: 40 minuti
Porzioni: 5
Ingredienti:

- 340 gr di lenticchie nere, marroni o verdi francesi, sciacquate
- 1 L di brodo vegetale
- Condimento semplice con vinaigrette agli agrumi
- 2,5 Kg di insalata verde di vostra scelta
- 85 gr di tazza di aneto fresco tritato

Indicazioni:

1. Unire le lenticchie e il brodo in una grande pentola e portare a ebollizione a fuoco alto. Ridurre il calore a medio-basso. Cuocere a fuoco lento per 25-30 minuti, fino a quando le lenticchie sono morbide e l'acqua viene assorbita.
2. Nel frattempo, preparare la vinaigrette come indicato.
3. Quando le lenticchie sono finite, versare il condimento sulle lenticchie nella pentola e mescolare bene per ricoprirle. Lasciare raffreddare.
4. Porzionare le lenticchie condite in 5 contenitori medi. Porzionare 500 gr di insalata verde in ognuno dei 5 contenitori medi separati. Conservare l'aneto in 5 contenitori piccoli separati.

Nutrizione:
Per porzione:

- Calorie: 420 kcal Grasso totale: 7 g
- Grasso saturo: 1 g Proteine: 23 g
- Carboidrati totali: 68 g
- Fibra: 18 g
- Zucchero: 5 g
- Colesterolo: 0 mg

Insalata cremosa di pasta e fagioli

Se non avete ancora provato la pasta di fagioli, questo è il momento giusto! È più ricca di fibre e proteine rispetto alla pasta integrale, ma ha quasi lo stesso sapore e consistenza, ed è naturalmente senza glutine. Se non state evitando il glutine, sentitevi liberi di sostituire la pasta integrale. Il condimento cremoso vegano di questa insalata di pasta completa tutte le verdure fresche, ricche di fibre e antinfiammatorie del piatto.

Tempo di preparazione: 10 minuti
Tempo di cottura: 12 minuti
Porzioni: 4
Ingredienti:

- 1 pacchetto di pasta
- Condimento cremoso di avocado
- 1 barattolo di ceci
- 12 olive kalamata, snocciolate e tritate
- 85 gr di cipolla rossa a dadini
- 1 cetriolo medio, tagliato a dadini
- 1 gambo di sedano grande, tagliato a dadini
- 85 gr di prezzemolo fresco tritato

Indicazioni:

1. Portare a ebollizione una grande pentola d'acqua a fuoco alto. Cuocere la pasta secondo le istruzioni della confezione, tendendo al dente. Scolare e lasciare raffreddare.
2. Nel frattempo, preparare il condimento di avocado come indicato.
3. In una grande ciotola, unite i ceci, le olive, la cipolla, il cetriolo, il sedano e il condimento di avocado e mescolate con un cucchiaio di legno per ricoprire bene. Aggiungere la pasta e mescolare delicatamente fino a quando non è appena combinata con gli altri ingredienti. Aggiungere il prezzemolo e mescolare fino ad incorporarlo.
4. Porzionare in 4 contenitori medi.

Nutrizione:
Per porzione:

- Calorie: 419 kcal Grasso totale: 14 g Grasso saturo: 3 g
- Proteine: 10 g Carboidrati totali: 67 g Fibra: 15 g
- Zucchero: 7 g Colesterolo: 0 mg

Quinoa e mele

Questa insalata combina tofu ricco di proteine e quinoa integrale con molta verdura fresca e mele dolci per aggiungere ancora più vitamine, minerali e antiossidanti. La quinoa si congela bene, quindi sentitevi liberi di preparare e congelare la quinoa in anticipo per risparmiare tempo nella preparazione di questo piatto.

Tempo di preparazione: 5 minuti

Tempo di cottura: 15 minuti

Porzioni: 4

Ingredienti: 1 blocco di tofu solido o extrafine

- 340 gr di quinoa, sciacquata - 2 tazze di acqua
- **115 gr** di olio d'oliva - 85 gr di aceto di sidro di mele
- 2 cucchiaini di senape di Digione
- 1 cucchiaino di sciroppo d'acero - ½ cucchiaino di sale
- ½ cucchiaino di pepe nero appena macinato
- 500 gr di baby spinaci o lattuga romana tritata 1 mela media, tritata

Indicazioni:

1. Scolare il liquido dal tofu. Premere delicatamente il tofu su tutti i lati con della carta assorbente o un asciugamano da cucina pulito. Tagliarlo a metà orizzontalmente. Tagliatelo in 6 strisce spesse, e poi tagliatele trasversalmente nella direzione opposta, 4 volte, per fare dei cubetti. In una pentola, unire la quinoa e l'acqua e portare a ebollizione a fuoco alto. Ridurre il fuoco a medio-basso, coprire e cuocere per 15 minuti, o fino a quando l'acqua viene assorbita e la quinoa è soffice. Togliere dal fuoco e lasciare raffreddare.

2. Nel frattempo, in una ciotola media, sbattere insieme l'olio, l'aceto, la senape, lo sciroppo d'acero, il sale e il pepe.

3. Se servite subito, riempite ciascuna delle 4 ciotole con ¾ di tazza di spinaci e coprite con una porzione di quinoa. Aggiungere alla quinoa un quarto della mela tritata e un quarto del tofu a cubetti. Irrorare con il condimento. Se conservate per dopo, dividete la quinoa, la mela, il tofu e le verdure in 4 contenitori medi. Dividere equamente il condimento in 4 piccoli contenitori separati.

Nutrizione:

Per porzione:

- Calorie: 444 kcal Grasso totale: 26 g Grasso saturo: 3 g
- Proteine: 17 g Carboidrati totali: 39 g Fibra: 5 g Zucchero: 7 g
- Colesterolo: 0 mg

Tofu e Ceci

Ricco di proteine con tofu e ceci, questo è un piatto salato pieno di erbe antinfiammatorie come aglio, prezzemolo e zenzero. Siate creativi con i vostri ingredienti e aggiungete tutte le verdure che volete! Considerate broccoli, cavoletti di Bruxelles, cavolfiori, funghi, fagiolini, pomodorini o peperoni.

Tempo di preparazione: 30 minuti

Tempo di cottura: 45 minuti

Porzioni: 4

Ingredienti:

- Tempeh o Tofu marinato all'aglio e alle erbe
- Riso integrale di base
- Salsa Teriyaki semplice allo zenzero
- 1 barattolo di ceci
- 2 carote grandi, tagliuzzate
- 2 cetrioli, tritati
- 340 gr di prezzemolo fresco tritato

Indicazioni:

1. Marinare il tofu e preriscaldare il forno come indicato nella ricetta del tofu.
2. Nel frattempo, iniziate il riso integrale e preparate la salsa teriyaki come indicato.
3. Mentre il riso sobbolle, trasferite il tofu nel forno e finite di cuocerlo.
4. Togliere il riso integrale dal fuoco.
5. Se si serve subito, in ciascuna delle 4 ciotole creare una base di riso integrale. Aggiungere tofu, ceci, carote e cetrioli. Irrorare le ciotole con la salsa teriyaki e guarnire con il prezzemolo.
6. Se si conserva per dopo, porzionare il tofu, il riso e i fagioli insieme in 4 contenitori medi. Conservare le verdure fresche e il prezzemolo separatamente in 4 piccoli contenitori. Conservare la salsa teriyaki in un barattolo di vetro con tappo a vite.

Nutrizione:

- Calorie: 485 kcal Grasso totale: 15 g Grasso saturo: 2 g
- Proteine: 22 g Carboidrati totali: 68 g Fibra: 8 g
- Zucchero: 13 g Colesterolo: 0 mg

Pane Burro e Marmellata

Un panino semplice ma sofisticato è una scelta perfetta per la preparazione dei pasti. Adulti e bambini apprezzeranno questa versione sana questo cibo preferito da tutti, fatto interamente con ingredienti antiinfiammatori. Servire con cracker integrali o patatine, Edamame Hummus, o verdure crude affettate, come i bastoncini di carota.

Tempo di preparazione: 5 minuti

Tempo di cottura: 0 minuti

Porzioni: 5 panini

Ingredienti:

- 10 fette di pane integrale o senza glutine
- 10 cucchiai di burro di mandorle naturale (senza olio aggiunto, zucchero o sale)
- 5 cucchiai di marmellata di bacche senza zucchero aggiunto di vostra scelta
- 10 fragole grandi, tagliate sottili

Indicazioni:

1. Per ogni panino, mettete 2 fette di pane su una superficie piana. Cucinare 2 cucchiai di burro di mandorle su una delle fette e spargerlo fino ai bordi. Ricoprire il burro di mandorle con 1 cucchiaio di marmellata di frutti di bosco e spalmarlo. Aggiungere le fragole affettate sopra la marmellata in un unico strato. Ricoprite con il secondo pezzo di pane e tagliate a metà sulla diagonale.
2. Conservare i panini in sacchetti di plastica richiudibili o in contenitori per la conservazione. Conservare tutti i componenti rimanenti in porzioni da usare comodamente per fare altri panini.

Nutrizione:

Per porzione (1 panino):

- Calorie: 369 kcal
- Grasso totale: 20 g
- Grasso saturo: 2 g
- Proteine: 15 g
- Carboidrati totali: 36 g
- Fibra: 8 g Zucchero: 6 g
- Colesterolo: 0 mg

Fagiolo nero e Mango

Questa semplice ricetta di involtini è audace sia nel colore che nel sapore, con fagioli neri antinfiammatori, mango, coriandolo e lime. Guarniti con una ricca **crema di avocado**, questi involtini sono facili da assemblare per un pranzo pieno e proteico. Probabilmente avrete degli avanzi di lattuga da questa ricetta; usateli per creare un semplice contorno da mangiare durante la settimana.

Tempo di preparazione: 5 minuti

Tempo di cottura: 20 minuti

Porzioni: 12 wrap (4 porzioni)

Ingredienti:

- ½ tazza di crema di avocado
- 1 Barrattolo di Fagioli Neri
- 170 gr di crema di avocado
- 1 cespo di lattuga da burro
- 1 cucchiaino di olio d'oliva
- Succo di 1 lime - ¼ di cucchiaino di sale
- 1 mango fresco - scalogno, tagliato sottile
- 240 gr di coriandolo fresco tritato

Indicazioni:

1. Cuocere i fagioli neri come indicato e metterli da parte a raffreddare. Mentre i fagioli si raffreddano, preparare la crema di avocado come indicato.
2. Rimuovere 12 grandi foglie esterne della lattuga per usarle come involucri.
3. Sbattere insieme l'olio, il succo di lime e il sale in una ciotola media. Aggiungere il mango, lo scalogno e il cilantro e mescolare per combinare. Se servi subito, metti 115 gr di insalata di fagioli neri al centro di ogni foglia di lattuga. Ricoprire con 1 o 2 cucchiai di mix di mango e 1 o 2 cucchiaini di crema di avocado.
4. Se si conserva per dopo, conservare le foglie di lattuga, i fagioli neri, la miscela di mango e la crema di avocado in contenitori separati.

Nutrizione:

Per porzione (3 involucri):

- Calorie: 379 kcal Grasso totale: 16 g Grasso saturo: 4g
- Proteine: 14 g Carboidrati totali: 53 g Fibra: 17 g Zucchero: 18 g
- Colesterolo: 0 mg

Involtini di tempeh con Avocado

Un involucro di tempeh all'aglio con verdure fresche e avocado cremoso e antinfiammatorio è il pranzo perfetto per mantenerti pieno di energia per tutto il pomeriggio. Completato con un condimento vegano Caesar fatto in casa, questo è un involucro pieno di sapore che farete ancora e ancora.

Tempo di preparazione: 10 minuti

Tempo di cottura: 20 minuti

Porzioni: 4

Ingredienti:

- Tempeh o Tofu marinato all'aglio e alle erbe
- Condimento Vegano
- 4 grandi tortillas (integrali o di mais, se sei senza glutine)
- 4 grandi foglie di lattuga romana
- 2 carote medie, tagliate sottili nel senso della lunghezza
- 340 gr di germogli freschi (germogli di fagioli, ravanelli o broccoli)
- 2 avocado affettati

Indicazioni:

1. Marinare e cuocere il tempeh come indicato.
2. Nel frattempo, preparare il condimento come indicato.
3. Se si serve subito, per ogni involucro, stendere una tortilla su una superficie piana. Mettere una foglia di lattuga sulla tortilla. Spalmare ¼ di tazza di condimento su di essa con una spatola. Aggiungere una porzione di fette di carota e ¼ di tazza di germogli su ogni tortilla. Aggiungere 2 o 3 fette di tempeh, seguite da mezzo avocado. Avvolgere la tortilla intorno al ripieno come un burrito, mantenendo la parte superiore aperta.
4. Se conservate per dopo, avvolgete le tortillas individualmente nella plastica, poi avvolgetele nella pellicola. Porzionare il tempeh, la romana, le carote, i germogli e le metà di avocado in 4 grandi contenitori. Conservare il condimento in 4 piccoli contenitori individuali o in un barattolo con tappo a vite.

Nutrizione:

Per porzione:

- Calorie: 597 kcal Grasso totale: 40 g Grasso saturo: 8 g
- Proteine: 23 g Carboidrati totali: 48 g Fibra: 15 g
- Zucchero: 6 g Colesterolo: 0 mg

Patata dolce e Salmone
Tempo di preparazione: 5 minuti
Tempo di cottura: 20 minuti
Porzioni: 4
Ingredienti:

- Marinata all'aneto fresco
- 450 gr di filetto di salmone con la pelle
- patate dolci, sbucciate e tagliate a rondelle da ¼ di pollice di spessore - olio d'oliva
- ½ cucchiaino di cumino macinato - ½ cucchiaino di sale, diviso
- ¼ di cucchiaino di pepe nero appena macinato, diviso
- 2 zucchine grandi, dimezzate nel senso della lunghezza e tagliate trasversalmente a mezze lune

Indicazioni:

1. Preriscaldare il forno a 205°. Rivestire 1 o 2 grandi teglie con carta da forno. Preparare la marinata all'aneto come indicato e trasferirla in una teglia di vetro.
2. Tagliare il salmone in quattro porzioni da 60 gr e metterlo con la carne verso il basso nella marinata. Marinare per almeno 20 minuti.
3. Nel frattempo, disponi i pezzi di patata dolce sulle teglie. Irrorare con 2 cucchiai di olio d'oliva e cospargere con il cumino, ¼ di cucchiaino di sale e ⅛ cucchiaino di pepe. Infornare per 30 minuti, o fino a quando sono teneri. Trasferire su una griglia di raffreddamento. Sostituire la carta pergamena sulle teglie.
4. Mettere le zucchine su un lato della padella e i pezzi di salmone sull'altro lato, con la pelle verso il basso. Versare la marinata rimanente sopra il salmone. Irrorare le zucchine con il restante 1 cucchiaio di olio d'oliva e cospargere con il restante ¼ di cucchiaino di sale e ⅛ cucchiaino di pepe. Cuocere per 14-18 minuti. Fino a quando il salmone è appena cotto e le zucchine sono dorate. Raffreddare prima di conservare.
5. Porzionare il salmone, le zucchine e le fette di patata dolce in 4 grandi contenitori.

Nutrizione:
Per porzione:

- Calorie: 363 kcal Grasso totale: 18 g
- Grasso saturo: 3 g Proteine: 26 g Carboidrati totali: 25 g
- Fibra: 5 g Zucchero: 8 g Colesterolo: 62 mg

Insalata tagliata di fagioli bianchi

Tempo di preparazione: 20 minuti
Tempo di cottura: 0 minuti
Porzioni:
Ingredienti:

- Fagioli bianchi, scolati e sciacquati
- ½ cipolla rossa media, tagliata a dadini
- 1 mazzo di prezzemolo a foglia piatta, tritato finemente
- Condimento semplice con vinaigrette agli agrumi
- 1,5 Kg di lattuga tritata

Indicazioni:

1. Mettere i fagioli, la cipolla e il prezzemolo in una grande ciotola.
2. Preparare la vinaigrette come indicato. Versarla sul composto di fagioli. Usare un cucchiaio di legno e mescolare delicatamente per ricoprire i fagioli. Ci sarà del condimento extra sul fondo del composto; esso ricoprirà la lattuga su cui il composto verrà servito in seguito.
3. Porzionare ¾ della miscela di fagioli in ognuno dei 5 contenitori medi. Porzionare 300 gr di lattuga verde in 5 contenitori medi separati.

Nutrizione:

- Calorie: 215 kcal
- Grasso totale: 6 g
- Grasso saturo: 1 g
- Proteine: 12 g
- Carboidrati totali: 31 g
- Fibra: 8 g
- Zucchero: 1 g
- Colesterolo: 0 mg

Piadine di Cavoli

Una piadina vegetariana è un pranzo veloce, saporito e saziante, pieno di ingredienti antinfiammatori e proteine. Le robuste foglie di cavolo riccio sono migliori come avanzi rispetto a verdure più delicate come la lattuga e gli spinaci. Per evitare l'inzuppamento, l'insalata di cavolo viene conservata separatamente finché non si è pronti a mangiarla.

Tempo di preparazione: 20 minuti

Tempo di cottura: 0 minuti

Porzioni: 3 fasce

Ingredienti:

- 1 mazzo grande di cavolo
- 1 barattolo di ceci, scolati e sciacquati
- carote medie, grattugiate
- Condimento Vegano
- grandi piadine integrali, di mais o senza glutine

Indicazioni:

1. Rimuovete i gambi e le costole dalle foglie di cavolo, e poi tritate grossolanamente le foglie. Trasferire il cavolo tritato in una grande ciotola.
2. Aggiungere i ceci e le carote grattugiate alla ciotola.
3. Preparare il condimento Caesar come indicato e versarlo sulla miscela di cavoli. Usando le mani o un cucchiaio, mescolare delicatamente per ricoprire. Se ti piace il tuo cavolo più croccante, salta questo passaggio e condisci il cavolo appena prima di servire.
4. Porzionare il cavolo Caesar in 4 contenitori medi (se si conserva il condimento Caesar separatamente, porzionarlo in 4 piccoli contenitori). Arrotolare 3 piadine e avvolgerle in carta assorbente. Avvolgerle di nuovo nella pellicola e metterle in 3 sacchetti richiudibili.

Nutrizione:

- Calorie: 314 kcal Grasso totale: 10 g
- Grasso saturo: 2 g
- Proteine: 13 g
- Carboidrati totali: 46 g
- Fibra: 10 g
- Zucchero: 9 g
- Colesterolo: 0 mg

Toast di patate dolci e avocado

Massimizza il tuo apporto di verdure come prima cosa al mattino facendo dei "toast" con le patate dolci. Sentitevi liberi di essere creativi con i condimenti, aggiungendo ancora più verdure se volete. Preparare l'avocado in anticipo può essere difficile perché l'avocado tende a dorare. Per mantenerlo fresco per più di cinque giorni, aggiungo acqua alla parte superiore del composto.

Tempo di preparazione: 15 minuti

Tempo di cottura: 5 minuti

Porzioni: 5

Ingredienti:

- patate dolci grandi tagliate nel senso della lunghezza in fette
- 2 uova grandi
- avocado tagliato a metà e snocciolato
- 1 spicchio d'aglio, tritato
- 1 cucchiaino di sale
- 1 cucchiaino di pepe nero appena macinato
- 1 cucchiaino di cumino macinato
- Succo di 1 lime
- ravanelli, tritati finemente

Indicazioni:

1. Preriscaldare il forno a 205°. Rivestire 1 o 2 grandi teglie con carta pergamena.
2. Disporre le fette di patate dolci sulle teglie e cuocere per 20 minuti, o fino a quando sono tenere. Può sembrare che non siano del tutto cotte - va bene; le riscalderete di nuovo più tardi. Trasferitele su una rastrelliera per farle raffreddare bene.
3. Mentre le patate cuociono, mettere le uova in una pentola d'acqua in modo che siano completamente coperte. Portare l'acqua a ebollizione a fuoco alto. Quando l'acqua bolle, togliere la pentola dal fuoco, coprire e lasciare riposare per 11 minuti. Scolare l'acqua e mettere le uova da parte a raffreddare.
4. Mettete gli avocado in una grande ciotola e schiacciateli leggermente con una forchetta fino a ridurli a pezzetti. Aggiungere l'aglio, il sale, il pepe, il cumino, il succo di lime e i ravanelli. Mescolare con un cucchiaio di legno fino a quando tutti gli ingredienti sono incorporati.

5. Porzionare il composto di avocado (circa 85 gr ciascuno) in 5 piccoli contenitori e lisciarlo con un cucchiaio per eliminare le sacche d'aria. Versare 2 cucchiai di acqua fredda sopra l'avocado per evitare che si rosoli. Conservare le uova sode in un contenitore medio con il guscio, o sbucciarle prima del tempo (per mantenere fresche le uova sbucciate, mettere un tovagliolo di carta umido sopra di esse e sostituirlo ogni giorno). Conservare le fette di patata dolce in un contenitore medio.

Nutrizione:

- Calorie: 364 kcal
- Grasso totale: 23 g
- Grasso saturo: 5 g
- Proteine: 12 g
- Carboidrati totali: 32 g
- Fibra: 13 g
- Zucchero: 8 g
- Colesterolo: 186 mg

Salmone con Quinoa

Questo pasto equilibrato, con salmone ricco di omega 3, quinoa integrale e deliziosi fagiolini, è facile e veloce da preparare, così non dovrete preoccuparvi di cosa c'è per cena per tutta la settimana. Il salmone e i fagioli sono arrostiti su un'unica teglia che potete mettere in forno senza fare confusione.

Tempo di preparazione: 20 minuti
Tempo di cottura: 20 minuti
Porzioni: 5
Ingredienti:

- Marinata all'aneto fresco - 650 gr di filetto di salmone con la pelle
- Quinoa salata alle erbe
- 440 gr di fagiolini, senza estremità
- 1 cucchiaio di olio d'oliva - Sale
- Pepe nero appena macinato

Indicazioni:

1. Preparare la marinata all'aneto come indicato e trasferirla in una teglia di vetro. Tagliare il salmone in cinque porzioni e metterlo con la carne verso il basso nella marinata per almeno 20 minuti.
2. Preriscaldare il forno a 205°. Foderare una grande teglia con carta pergamena. Mentre il salmone marina, iniziate la ricetta della quinoa. Mentre la quinoa si cuoce, fate saltare i fagiolini nell'olio in una ciotola media e condite a piacere con sale e pepe.
3. Disporre i pezzi di salmone con la pelle verso il basso lungo i bordi della teglia. Mettere i fagioli al centro della teglia. Infornare per 14-18 minuti, fino a quando il salmone è appena cotto. Il tempo di cottura dipenderà dallo spessore del pesce.
4. Mentre il salmone cuoce, lasciate riposare la quinoa, poi saltatela con i condimenti e mettetela da parte.
5. Togliere il salmone dal forno per raffreddarlo.
6. Dividere uniformemente la quinoa in 5 grandi contenitori di vetro (circa 240 gr ciascuno). Dividere i fagiolini tra i contenitori, mettendoli su un lato della quinoa. Mettere un pezzo di salmone sull'altro lato.

Nutrizione:

- Calorie: 411 kcal Grasso totale: 17 g Grasso saturo: 3 g
- Proteine: 33 g Carboidrati totali: 29 g Fibra: 5 g Zucchero: 4 g
- Colesterolo: 75 mg

Cena

Brodo di ossa di pollo

Il brodo di ossa fatto in casa è ricco di nutrienti ed è noto per essere curativo e riparatore. Fare il proprio brodo di ossa può farvi risparmiare denaro e garantire che sia pieno di tutti i meravigliosi benefici senza ingredienti indesiderati. Fare il tuo brodo d'ossa nella pentola a pressione elimina la necessità di avere una pentola bollente sul tuo fornello per un giorno intero. Questa ricetta fa il lavoro in poco più di 2 ore in totale!

Tempo di preparazione: 10 minuti
Tempo di cottura: 90 minuti
Porzioni: 8
Ingredienti:

- Ossa di un pollo di 1,5 – 2 Kg
- 950 ml di acqua
- 2 carote grandi, tagliate a tocchetti
- 2 gambi grandi di sedano
- 1 cipolla grande
- rametti di rosmarino fresco
- timo fresco
- 2 cucchiai di aceto di sidro di mele
- 1 cucchiaino di sale kosher

Indicazioni:

1. Mettere tutti gli ingredienti e lasciare riposare per 30 minuti.
2. Cuocere a pressione e regolare il tempo a 90 minuti.
3. Rilasciare la pressione in modo naturale fino a quando la valvola galleggiante si abbassa e poi sbloccare il coperchio.
4. Filtrare il brodo e trasferirlo in un contenitore di conservazione. Il brodo può essere refrigerato da tre a cinque giorni o congelato fino a sei mesi.

Nutrizione:
Per porzione:

- Calorie: 44 kcal Grasso: 1 g Proteine: 7 g
- Sodio: 312 mg Fibra: 0 g Carboidrati: 0 g
- Zucchero: 0 g

Brodo di ossa di pollo con zenzero e limone

Il brodo di ossa di pollo è già pieno di sostanze nutritive, ma se si aggiunge un po' di zenzero fresco e di limone, gli effetti sulla salute sono amplificati.

Questo fa una grande base per molte zuppe, o semplicemente lo usa come un sano brodo da sorseggiare.

Tempo di preparazione: 10 minuti

Tempo di cottura: 90 minuti

Porzioni: 8

Ingredienti:

- Ossa di un pollo di 1,5 Kg
- 2 L di acqua
- 2 carote grandi, tagliate a tocchetti
- 2 gambi grandi di sedano
- 1 cipolla grande
- 3 rametti di rosmarino fresco
- timo fresco
- 2 cucchiai di aceto di sidro di mele
- 1 cucchiaino di sale kosher
- 1 pezzo di zenzero fresco, affettato (non è necessario sbucciarlo)
- 1 limone grande, tagliato in quarti

Indicazioni:

1. Mettete tutti gli ingredienti e lasciate riposare per 30 minuti.
2. Cuocere a pressione e regolare il tempo a 90 minuti.
3. Filtrare il brodo con un colino a maglie fini e trasferirlo in un contenitore di conservazione.
4. Può essere refrigerato per cinque giorni o congelato per sei mesi.

Nutrizione:

- Calorie: 44 kcal
- Grasso: 1 g
- Proteine: 7 g
- Sodio: 312 mg
- Fibra: 0 g
- Carboidrati: 0 g
- Zucchero: 0 g

Brodo vegetale

Fare il proprio brodo vegetale non potrebbe essere più facile o più veloce di quando si usa la pentola istantanea. Ancora meglio, risparmierai anche dei soldi. Usa questo gustoso brodo in qualsiasi zuppa che richieda una base di brodo vegetale. Puoi regolare il sapore di questo brodo in base alle tue preferenze. Gioca con le verdure che usi, sii creativo e trova la tua combinazione preferita usando questa ricetta base come guida. Le verdure devono essere lavate, ma non è necessario sbucciarle.

Tempo di preparazione: 10 minuti

Tempo di cottura: 40 minuti

Porzioni: 8

Ingredienti:

- 2 carote grandi
- 1 cipolla grande
- 2 gambi grandi di sedano
- 230 gr di funghi bianchi
- 5 spicchi d'aglio interi
- 680 gr di foglie di prezzemolo
- 2 foglie di alloro
- 2 cucchiaini di grani di pepe nero interi
- 2 cucchiaini di sale kosher
- 2,5 L di acqua

Indicazioni:

1. Metteteci tutti gli ingredienti. Fissare il coperchio.
2. Cuocere a pressione e regolare il tempo a 40 minuti.
3. Filtrare il brodo con un colino a maglie fini e trasferirlo in un contenitore di conservazione. Può essere conservato in frigorifero per tre-cinque giorni o congelato fino a sei mesi.

Nutrizione:

- Calorie: 9 kcal Grasso: 0 g
- Proteine: 0 g
- Sodio: 585 mg
- Fibra: 0 g
- Carboidrati: 2 g
- Zucchero: 1 g

Zuppa di pollo e verdure

Si dice che la zuppa di spaghetti di pollo sia la zuppa perfetta quando si è malati, ma è un'idea migliore saltare gli spaghetti e aggiungere più verdure! Questa zuppa di pollo e verdure ha lo stesso sapore del tuo classico preferito, ma senza gli spaghetti che possono contribuire all'infiammazione.

Tempo di preparazione: 23 minuti

Tempo di cottura: 15 minuti

Porzioni: 8

Ingredienti:

- 2 cucchiai di olio di avocado
- 1 piccola cipolla gialla, sbucciata e tritata
- 2 carote grandi, pelate e tritate
- 2 gambi grandi di sedano, le cui estremità sono state rimosse e affettate
- 3 spicchi d'aglio, tritati
- 1 cucchiaino di timo secco
- 1 cucchiaino di sale
- 2 L di brodo di pollo
- 3 petti di pollo disossati, senza pelle, congelati

Indicazioni:

1. Scaldare l'olio per 1 minuto. Aggiungere la cipolla, le carote e il sedano e soffriggere per 8 minuti.
2. Aggiungere l'aglio, il timo e il sale e soffriggere per altri 30 secondi.
3. Aggiungere il brodo e i petti di pollo congelati nella pentola. Fissare il coperchio.
4. Cuocere a pressione e regolare il tempo a 6 minuti.
5. Lasciare raffreddare in ciotole per servire.

Nutrizione:

- Calorie: 209 kcal
- Grasso: 7 g
- Proteine: 21 g
- Sodio: 687 mg
- Fibra: 1 g
- Carboidrati: 12 g
- Zucchero: 5 g

Zuppa di carote e zenzero

Lo zenzero fresco dà a questa zuppa un piccolo morso e confeziona anche un potente pugno antinfiammatorio. Lo zenzero è uno degli antinfiammatori più potenti che si possano usare, e si abbina perfettamente alla carota in questa zuppa leggera e sana. Servitela con un'insalata di verdure primaverili per un pranzo che vorrete mangiare ogni settimana.

Tempo di preparazione: 20 minuti

Tempo di cottura: 21 minuti

Porzioni: 4

Ingredienti:

- 1 cucchiaio di olio di avocado
- 1 grande cipolla gialla, sbucciata e tritata
- 440 gr di carote, sbucciate e tritate
- 1 cucchiaio di zenzero fresco pelato e tritato
- 1-½ cucchiaino di sale
- 750 ml di brodo vegetale

Indicazioni:

1. Aggiungere l'olio nella pentola interna, lasciandolo riscaldare per 1 minuto.
2. Aggiungere la cipolla, le carote, lo zenzero e il sale e soffriggere per 5 minuti.
3. Aggiungere il brodo, fissare il coperchio e regolare il tempo a 15 minuti.
4. Lasciate raffreddare la zuppa per qualche minuto e poi trasferitela in un grande frullatore. Frullare ad alta velocità fino a che non sia liscia e poi servire.

Nutrizione:

- Calorie: 99 kcal
- Grasso: 4 g
- Proteine: 1 g
- Sodio: 1.348 mg
- Fibra: 4 g
- Carboidrati: 16 g
- Zucchero: 7 g

Patate dolci di tacchino

Questa ricetta versatile può essere una colazione o un'opzione di pranzo anticipato per il lavoro.

Tempo di preparazione: 10 minuti
Tempo di cottura: 17 minuti
Porzioni: 4
Ingredienti:

- 1-½ cucchiaio di olio di avocado
- 1 cipolla gialla media, sbucciata e tagliata a dadini
- 2 spicchi d'aglio, tritati
- 1 patata dolce media, tagliata a cubetti (non è necessario sbucciarla)
- 220 gr di tacchino magro macinato
- ½ cucchiaino di sale
- 1 cucchiaino di condimento

Indicazioni:

1. Aggiungere l'olio e lasciare che l'olio si riscaldi 1 minuto e poi aggiungere la cipolla e cuocere fino a quando si ammorbidisce, circa 5 minuti. Aggiungere l'aglio e cuocere per altri 30 secondi.
2. Aggiungere la patata dolce, il tacchino, il sale e il condimento italiano e cuocere per altri 5 minuti.

Nutrizione:

- Calorie: 172 kcal
- Grasso: 9 g
- Proteine: 12 g
- Sodio: 348 mg
- Fibra: 1 g
- Carboidrati: 10 g
- Zucchero: 3 g

Tacchino Tacos

Non penserete più ai tacos nello stesso modo dopo aver provato questa ricetta. Invece dei gusci dei taco, una grande foglia di lattuga romana diventa la casa di tutti i tuoi taco. Questo non è solo un modo sano di godersi i tacos, ma la foglia fresca e croccante è un bel contrasto con la miscela calda dei taco.

Tempo di preparazione: 10 minuti
Tempo di cottura: 24 minuti
Porzioni: 4
Ingredienti:

- 1 cucchiaio di olio di avocado
- 1 cipolla media
- 2 carote grandi
- 2 gambi medi di sedano
- 2 spicchi d'aglio, tritati
- 440 gr di tacchino magro macinato
- 1 cucchiaino di peperoncino in polvere
- 1 cucchiaino di paprika
- 1 cucchiaino di cumino
- ½ cucchiaino di sale
- ¼ di cucchiaino di pepe nero
- 1 tazza di salsa chipotle
- 12 grandi foglie di Lattuga
- 1 avocado medio, sbucciato, snocciolato e affettato

Indicazioni:

1. Aggiungere l'olio. Lasciare riscaldare l'olio per 1 minuto e poi aggiungere la cipolla, le carote, il sedano e l'aglio. Cuocere fino a quando si ammorbidiscono, circa 5 minuti.
2. Aggiungete il tacchino e cuocete fino a farlo rosolare per circa 3 minuti.
3. Aggiungere il peperoncino in polvere, la paprika, il cumino, il sale, il pepe e la salsa e mescolare per combinare.
4. Per servire, versare una porzione di carne in una foglia di lattuga romana e poi coprire con avocado affettato.

Nutrizione:

- Calorie: 339 kcal Grasso: 18 g Proteine: 27 g Sodio: 900 mg
- Fibra: 8 g Carboidrati: 18 g Zucchero: 8 g

Polpettone di tacchino e verdure

Non dovrete più preoccuparvi di non avere il tempo di cuocere il polpettone in una serata fitta di impegni: La pentola a pressione vi fa risparmiare una buona parte del normale tempo di cottura! L'aggiunta di verdure al vostro polpettone di tacchino è un modo brillante per introdurre nella vostra dieta più verdure ricche di nutrienti. I vostri mangiatori schizzinosi potrebbero anche non preoccuparsi con questo polpettone umido e saporito!

Tempo di preparazione: 15 minuti
Tempo di cottura: 25 minuti
Porzioni: 4
Ingredienti:

- 1 cucchiaio di olio di avocado
- 1 cipolla piccola, sbucciata e tagliata a dadini
- spicchi d'aglio, tritati - 1Kg di verdure miste, tritate finemente
- 440 gr di tacchino magro macinato
- 85 gr di farina di mandorle
- 1 uovo grande - ¾ di cucchiaino di sale
- ½ cucchiaino di pepe nero

Indicazioni:

1. Aggiungere l'olio alla pentola interna. Premi il pulsante Sauté e scalda l'olio per 1 minuto.
2. Aggiungere la cipolla e soffriggere fino ad ammorbidirla, 3 minuti. Aggiungere l'aglio e le verdure e soffriggere ancora per 1 minuto.
3. In una ciotola media, unire il tacchino, la farina, l'uovo, il sale e il pepe. Aggiungere il composto di cipolle e verdure al composto di tacchino e mescolare per combinare.
4. Sciacquare la pentola interna e poi aggiungere 2 tazze d'acqua.
5. Fare un'imbragatura di foglio di alluminio piegando un grande pezzo di foglio a metà e piegando i bordi verso l'alto.
6. Formare il composto di tacchino in una pagnotta rettangolare e metterla sull'imbragatura di alluminio. Posizionare l'imbragatura sulla griglia per il vapore con le maniglie e abbassarla nella pentola interna. Rimuovere con cura il polpettone dalla pentola interna e lasciarlo riposare per 10 minuti prima di affettarlo per servire.

Nutrizione:

- Calorie: 271 kcal Grasso: 17 g Proteine: 25 g Sodio: 406 mg
- Fibra: 2 g Carboidrati: 5 g Zucchero: 1 g

Semplice petto di tacchino condito

La pentola a pressione produce un petto di tacchino perfettamente umido e tenero in una frazione del tempo necessario per cucinare nel forno!

Tempo di preparazione: 10 minuti
Tempo di cottura: 18 minuti
Porzioni: 4
Ingredienti:

- 220 gr di petto di tacchino disossato e senza pelle
- 2 cucchiai di olio di avocado, divisi
- 1 cucchiaino di paprika dolce
- 1 cucchiaino di miscela di condimento italiano
- ½ cucchiaino di sale kosher
- ½ cucchiaino di timo
- ¼ di cucchiaino di sale all'aglio
- ¼ di cucchiaino di pepe nero

Indicazioni:

1. Asciugare il petto di tacchino con un asciugamano. Tagliare il petto di tacchino a metà per adattarlo alla pentola istantanea.
2. Spennellare entrambi i lati del petto di tacchino con 1 cucchiaio di olio.
3. In una piccola ciotola, mescolate insieme la paprika, il condimento italiano, il sale kosher, il timo, il sale all'aglio e il pepe. Strofinare questa miscela su entrambi i lati del petto di tacchino.
4. Premi il pulsante Sauté e scalda il restante 1 cucchiaio di olio nella pentola interna per 2 minuti. Aggiungi il petto di tacchino e fallo rosolare su entrambi i lati, circa 3 minuti per lato.
5. Togliere il tacchino dalla pentola interna e metterlo su un piatto. Aggiungere 240 ml d'acqua nella pentola interna e usare una spatola per raschiare eventuali pezzi marroni bloccati. Posizionare il cestello per il vapore nella pentola e il petto di tacchino sopra di esso.

Nutrizione:

- Calorie: 248 kcal Grasso: 9 g
- Proteine: 40 g Sodio: 568 mg
- Fibra: 0 g Carboidrati: 0 g
- Zucchero: 0 g

Pollo speziato e verdure

Questi piatti a base di pollo utilizzano una miscela di condimenti audace per fare una cena saporita che è facile e veloce da preparare.

Questo piatto è meraviglioso servito con riso integrale di base o con lenticchie al cocco e curry.

Tempo di preparazione: 15 minuti

Tempo di cottura: 15 minuti

Porzioni: 4

Ingredienti:

- 1 cucchiaino di timo secco
- ¼ di cucchiaino di zenzero macinato
- ¼ di cucchiaino di pimento macinato
- 1 cucchiaino di sale kosher
- ½ cucchiaino di pepe nero
- 2 grandi petti di pollo con osso
- 120 ml di brodo di pollo
- 2 cipolle medie, sbucciate e tagliate in quattro
- 4 carote medie

Indicazioni:

1. In una piccola ciotola, mescolate insieme il timo, lo zenzero, il pimento, il sale e il pepe.
2. Usare metà della miscela di spezie per condire i petti di pollo.
3. Versare il brodo di pollo nella pentola interna e poi aggiungere i petti di pollo.
4. Mettere le cipolle e le carote sopra il pollo e cospargerle con il resto della miscela di condimento.
5. Togliere il pollo e le verdure e servire da solo o con riso o lenticchie.

Nutrizione:

- Calorie: 337 kcal
- Grasso: 5 g
- Proteine: 56 g
- Sodio: 755 mg
- Fibra: 3 g
- Carboidrati: 12 g
- Zucchero: 5 g

Petto di tacchino all'aglio e limone

I petti di tacchino sono così facili da fare nella pentola a pressione, che vale la pena provare una varietà di combinazioni di sapori diversi. Questa ricetta usa limone e aglio, una combinazione classica. La scorza di limone ravviva il sapore e l'aglio e lo scalogno aggiungono complessità. Tutta la famiglia amerà il gusto di questa cena, e tu amerai la facilità di preparazione.

Tempo di preparazione: 10 minuti

Tempo di cottura: 17 minuti

Porzioni: 4

Ingredienti:

- 1 petto di tacchino disossato e senza pelle
- 2 cucchiai di olio di avocado, divisi
- Scorza di ½ limone grande
- ½ scalogno medio, sbucciato e tritato
- 1 grande spicchio d'aglio, tritato
- ½ cucchiaino di sale kosher
- ¼ di cucchiaino di pepe nero

Indicazioni:

1. Asciugare il petto di tacchino con un asciugamano. Tagliare il petto di tacchino a metà per adattarlo alla pentola istantanea.
2. Spennellare entrambi i lati del petto di tacchino con 1 cucchiaio di olio.
3. In una piccola ciotola, mescolate insieme la scorza di limone, lo scalogno, l'aglio, il sale e il pepe. Strofinare questa miscela su entrambi i lati del petto di tacchino.
4. Premi il pulsante Sauté e scalda il restante 1 cucchiaio di olio nella pentola interna per 2 minuti. Aggiungi il petto di tacchino e fallo rosolare su entrambi i lati, circa 3 minuti per lato.
5. Togliere il tacchino dalla pentola interna e metterlo su un piatto. Aggiungere 240 ml d'acqua nella pentola interna e usare una spatola per raschiare eventuali pezzi marroni bloccati. Posizionare il cestello per il vapore nella pentola e il petto di tacchino sopra di esso.
6. Tagliare a fette e servire.

Nutrizione:

- Calorie: 250 kcal Grasso: 9 g Proteine: 40 g Sodio: 445 mg
- Fibra: 0 g Carboidrati: 1 g Zucchero: 0 g

Pollo e verdure in stile casalingo

Il pollo e le verdure in stile casalingo è sempre una delle cene preferite dalla famiglia. I petti di pollo con l'osso rimangono umidi e teneri e le carote e le patate cuociono allo stesso tempo nella stessa pentola. Quelle carote arancione brillante hanno anche vitamina A e beta-carotene, entrambi ritenuti potenti combattenti dell'infiammazione. La cena non è mai stata così facile e deliziosa.

Tempo di preparazione: 5 minuti
Tempo di cottura: 15 minuti
Porzioni: 4
Ingredienti:

- 2 grandi petti di pollo con osso
- 1 cucchiaino di sale kosher, diviso
- ½ cucchiaino di pepe nero, diviso
- 120 ml di brodo di pollo
- 6 carote grandi
- 8 patate novelle medie intere

Indicazioni:

1. Condire i petti di pollo con ½ cucchiaino di sale e ¼ di cucchiaino di pepe.
2. Versare il brodo nella pentola.
3. Aggiungere i petti di pollo e mettere le carote e le patate sopra il pollo.
4. Condire con il resto del sale e del pepe.
5. Trasferire nei piatti per servire e spargere il succo sopra.

Nutrizione:

- Calorie: 398 kcal
- Grasso: 5 g
- Proteine: 58 g
- Sodio: 822 mg
- Fibra: 5 g

Tenaglie di pollo con salsa di senape al miele

Tutto è meglio con una gustosa salsa da intingere, e questa ricetta non fa eccezione. Questi bocconcini di pollo si cuociono velocemente e perfettamente nella pentola a pressione e sono resi ancora meglio con una semplice salsa di immersione a due ingredienti. Questa è una cena per bambini che piacerà a tutta la famiglia.

Tempo di preparazione: 5 minuti
Tempo di cottura: 7 minuti
Porzioni: 4
Ingredienti:

- 440 gr di pollo
- 1 cucchiaio di foglie di timo fresco
- ½ cucchiaino di sale
- ¼ di cucchiaino di pepe nero
- 1 cucchiaio di olio di avocado
- 240 ml di brodo di pollo
- 85 gr di senape di Digione
- 85 gr di miele

Indicazioni:

1. Asciugare i bocconcini di pollo con un asciugamano e poi condirli con timo, sale e pepe.
2. Aggiungere l'olio e lasciarlo scaldare per 2 minuti. Aggiungere i bocconcini di pollo e cuocerli fino a farli dorare su entrambi i lati, circa 1 minuto per lato.
3. Togliere i bocconcini di pollo e metterli da parte. Aggiungere il brodo alla pentola. Usare un cucchiaio per raschiare eventuali piccoli pezzi dal fondo della pentola.
4. Posizionare il cestello per il vapore nella pentola interna e mettere i bocconcini di pollo direttamente sul cestello.
5. Mentre il pollo cuoce, preparate la salsa di senape al miele.
6. In una piccola ciotola, unire la senape di Digione e il miele e mescolare per combinare.
7. Servire i bocconcini di pollo con la salsa di senape al miele.

Nutrizione:

- Calorie: 223 kcal Grasso: 5 g
- Proteine: 22 g Sodio: 778 mg Fibra: 0 g Carboidrati: 19 g
- Zucchero: 18 g

Petti di pollo con cavolo e funghi

Se pensate che i petti di pollo disossati e senza pelle debbano essere insipidi o noiosi, ripensateci. Il cavolo e i funghi forniscono un pugno salato a questo piatto unico. Cavolo e funghi hanno anche entrambi composti che combattono l'infiammazione, rendendo questo pasto perfetto per la vostra dieta antinfiammatoria.

Tempo di preparazione: 10 minuti

Tempo di cottura: 18 minuti

Porzioni: 4

Ingredienti:

- 2 cucchiai di olio di avocado
- 440 gr di funghi affettati
- 1-½ cucchiaino di sale, diviso
- 2 spicchi d'aglio, tritati
- 2,5 Kg di cavolo verde tritato
- 1½ cucchiaino di timo secco
- 120 ml di brodo di pollo
- 650 gr di petti di pollo disossati e senza pelle

Indicazioni:

1. Aggiungere l'olio. Lasciarlo scaldare per 1 minuto. Aggiungere i funghi e ¼ di cucchiaino di sale e soffriggere fino a che non si siano cotti e abbiano rilasciato il loro liquido, circa 10 minuti.
2. Aggiungere l'aglio e soffriggere per altri 30 secondi.
3. Aggiungere il cavolo, ¼ di cucchiaino di sale, il timo e il brodo nella pentola interna e mescolare per combinare.
4. Asciugare i petti di pollo e cospargere entrambi i lati con il sale rimanente. Posizionare sopra il composto di cavolo.
5. Trasferire nei piatti e versare il succo sopra.

Nutrizione:

- Calorie: 337 kcal
- Grasso: 10 g
- Proteine: 44 g
- Sodio: 1.023 mg
- Fibra: 4 g
- Carboidrati: 14 g
- Zucchero: 2 g

Pollo e riso al cocco e lime

Il pollo e riso è un classico preferito, e qui gli viene dato un po' di tocco caraibico. Il latte di cocco dà a questo piatto una consistenza cremosa e ricca. Mentre il latte di cocco intero aggiunge più sapore, la versione light funziona altrettanto bene. Lo zenzero secco aggiunge spezie a questa ricetta, ma non è tutto. Lo zenzero contiene gingeroli, che possiedono potenti proprietà antinfiammatorie e antiossidanti.

Tempo di preparazione: 5 minuti
Tempo di cottura: 5 minuti
Porzioni: 4
Ingredienti:

- 340 gr di riso al gelsomino
- ½ L di latte di cocco intero non zuccherato
- 120 ml di brodo di pollo
- 650 gr di petti di pollo disossati e senza pelle
- 1 cucchiaino di sale
- ½ cucchiaino di cumino macinato
- ¼ di cucchiaino di zenzero macinato
- Succo di 1 lime medio
- 170 gr di foglie e gambi di coriandolo tritati

Indicazioni:

1. Mettere il riso, il latte di cocco, il brodo, il pollo, il sale, il cumino e lo zenzero nella pentola interna e mescolare per combinare.
2. Mescolare il succo di lime e versare il cucchiaio in quattro ciotole. Ricoprire ogni ciotola con una quantità uguale e servire.

Nutrizione:

- Calorie: 527 kcal
- Grasso: 22 g
- Proteine: 38 g
- Sodio: 702 mg
- Fibra: 1 g
- Carboidrati: 38 g
- Zucchero: 1 g

Dessert

Palline di burro alle mandorle Vegan
Tempo di preparazione: 10 minuti
Tempo di cottura: 0 minuti
Porzioni: 4
Ingredienti:

- 12 datteri, snocciolati e tagliati a dadini
- ½ cucchiaio di burro di mandorle
- 115 gr di cocco frantumato non zuccherato

Indicazioni:

1. Prendete un contenitore e metteteci dentro i datteri, il burro di mandorle e il cocco. Mescolare accuratamente
2. Usare il composto per fare piccole palline
3. Conservarli in frigorifero e raffreddarli
4. Buon divertimento!

Nutrizione:

- Calorie: 62 kcal
- Grasso: 3 g
- Carboidrati: 8 g
- Proteine: 1 g

Barrette alla banana

Tempo di preparazione: 10 minuti
Tempo di cottura: 60 minuti
Porzioni: 4
Ingredienti:

- 120 ml di latte di cocco
- 120 ml di burro fuso
- 340 gr di gocce di cioccolato
- 1 cucchiaino di bicarbonato di sodio
- 1 cucchiaino di estratto di vaniglia puro
- 1/4 di cucchiaio di cannella
- 340 gr di zucchero di canna
- 680 gr di farina di frumento integrale
- 2 uova
- 170 gr di purè di banana matura
- Sale

Indicazioni:

1. Preriscalda il tuo forno a 170 °C.
2. Mescolare tutti gli ingredienti per fare la pastella.
3. Mettere la pastella in una teglia larga e cuocere per circa venti minuti a 170 °C.
4. Servire con cioccolato liquido o frutta.

Nutrizione:

- Calorie: 330 kcal
- Carboidrati: 8.80 g
- Grasso: 13,0 g
- Proteine: 12,4 g

Cannella alla banana

Tempo di preparazione: 2 minuti
Tempo di cottura: 8 minuti
Porzioni: 2-4
Ingredienti:

- 1 grande banana, tagliata a ½ pollice
- 1 cucchiaino di cannella
- 2 cucchiaini di olio d'oliva
- 1 cucchiaio di miele

Indicazioni:

1. In un piccolo contenitore, mettere il miele e la cannella e mescolare bene.
2. Scaldare l'olio d'oliva in una padella. Cuocere le fette di banana per un paio di minuti o fino a quando non sono dorate dappertutto.
3. Versare la miscela di miele e cannella sulle banane e servire.

Nutrizione:

- Calorie: 33 kcal
- Proteina: 1,64 g
- Grasso: 1,52 g
- Carboidrati: 3.43 g

Biscotti alla cannella e banana
Tempo di preparazione: 5 minuti
Tempo di cottura: 10 minuti
Porzioni: 2
Ingredienti:

- 2 banane mature, sbucciate
- 60 ml di latte di mandorla, non zuccherato
- datteri snocciolati
- 1 cucchiaio di cannella
- 1 cucchiaino di vaniglia
- 1-½ cucchiaino di succo di limone
- 3 cucchiai di mirtilli secchi e tritati
- 1 cucchiaino di lievito in polvere
- 2 cucchiai di uvetta secca e tritata
- 120 ml di succo di mela, non zuccherato
- 230 gr di farina di cocco

Indicazioni:

1. Preriscaldare il forno a 175°
2. Usare un robot da cucina per mescolare il latte di mandorla, la salsa di mele, i datteri e le banane. Frullare fino ad ottenere una consistenza liscia.
3. Mettere la farina di cocco, il lievito, la cannella, la vaniglia e il succo di limone. Frullare per un minuto. Aggiungere i mirtilli e l'uvetta.
4. Versare una teglia da forno con l'impasto dei biscotti. Mettere in forno per circa venti minuti.
5. Lasciate riposare per cinque minuti, lasciate indurire e servite.

Nutrizione:

- Calorie: 53 kcal
- Proteina: 9,28 g
- Grasso: 7,58 g
- Carboidrati: 65.87 g

Frittelle di barbabietola

Tempo di preparazione: 10 minuti
Tempo di cottura: 12 minuti
Porzioni: 3
Ingredienti:

- 120 ml di latte intero
- 120 ml di burro fuso
- 340 gr di farina
- 1 uovo grande
- 1 cucchiaio di lievito in polvere
- 1 cucchiaino di estratto di vaniglia
- 80 ml di yogurt greco normale
- 1/4 di cucchiaino di bicarbonato di sodio
- 340 gr di farina integrale
- 340 gr di barbabietola arrostita, purea
- 1 cucchiaino di zucchero di canna
- Sale

Indicazioni:

1. Unire gli ingredienti secchi in un contenitore.
2. In un altro contenitore, combinare gli ingredienti umidi.
3. Mescolare entrambe le miscele fino ad ottenere la morbidezza desiderata.
4. Friggere la pastella su una padella per fare delle frittelle.
5. Servire con panna montata.

Nutrizione:

- Calorie: 359 kcal
- Carboidrati: 60 g
- Grasso: 3,0 g
- Proteine: 18,4 g

Ghiaccioli alle bacche
Tempo di preparazione: 3 ore 5 minuti
Tempo di cottura: 0 minuti
Porzioni: 4
Ingredienti:

- 60 ml di acqua
- 340 gr di mirtilli, freschi o congelati
- 340 gr di fragole, fresche o congelate
- 1 cucchiaino di succo di limone, fresco
- 480 ml di yogurt di latte intero, semplice
- 2 cucchiai di miele grezzo

Indicazioni:

1. Mettere tutti gli ingredienti in un frullatore e frullare fino ad ottenere la morbidezza desiderata.
2. Versare negli stampi e congelare per un minimo di tre ore prima di servire.

Nutrizione:

- Calorie: 140 kcal
- Proteine: 5 grammi
- Grasso: 4 grammi
- Carboidrati: 23 grammi

Parfait alle bacche

Tempo di preparazione: 10 minuti
Tempo di cottura: 10 minuti
Porzioni: 5
Ingredienti:

- 400 g di bacche miste
- 1 cucchiaio di miele
- 100 g di yogurt greco
- 200 g di burro di mandorle
- 200 g di noci miste

Indicazioni:

1. Unire lo yogurt greco, il burro e il miele fino ad ottenere un composto omogeneo.
2. Mettere uno strato di bacche e uno strato del composto in un bicchiere fino a riempirlo.
3. Servire immediatamente con noci cosparse.

Nutrizione:

- Calorie: 250 kcal
- Carboidrati: 17 g
- Proteine: 7,2 g
- Grasso: 19,4 g
- Zucchero: 42,3 g
- Fibra: 6,6 g

Yogurt ai frutti di bosco e banana
Tempo di preparazione: 10 minuti
Tempo di cottura: 0 minuti
Porzioni: 1
Ingredienti:

- 85 gr di cime di cavolo, tritate
- 85 gr di avena a cottura rapida
- ½ banana, fresca
- 170 gr di mirtilli, freschi e congelati
- 150 gr di yogurt greco senza grassi
- 240 ml di latte di mandorla
- 5-6 cubetti di ghiaccio

Indicazioni:

1. Prendete una tazza per microonde e metteteci dentro 1 tazza di latte di mandorla e 85 gr di avena
2. Mettete le tazze nel vostro microonde su alto per 2,5 minuti
3. Quando l'avena è cotta, aggiungere 2 cubetti di ghiaccio per raffreddare
4. Combinarli bene
5. Mettere tutti gli ingredienti nel frullatore
6. Frullare fino a che non sia liscio e cremoso
7. Meglio se gustato fresco.

Nutrizione:

- Calorie: 379 kcal
- Grasso: 10 g
- Carboidrati: 63 g
- Proteine: 13 g

Frullati e tè

Ciotola di frullato verde

Tempo di preparazione: 15 minuti
Tempo di cottura: 0 minuti
Porzioni: 2
Ingredienti:

- 2 tazze di spinaci confezionati
- 1 mela verde, con il torsolo
- 1 piccola banana matura
- ½ avocado maturo
- 1 cucchiaio di sciroppo d'acero
- 170 gr di bacche miste
- 85 gr di mandorle tostate
- 1 cucchiaino di semi di sesamo

Indicazioni:

1. Combinare gli spinaci, la mela, la banana, l'avocado e lo sciroppo d'acero in un frullatore e frullare fino ad ottenere un composto omogeneo. Il composto dovrebbe essere denso.
2. Dividere il composto tra due ciotole. Aggiungere i frutti di bosco, le mandorle e i semi di sesamo e servire.

Nutrizione:

- Calorie: 280 kcal
- Grasso totale: 14 g
- Carboidrati totali: 38 g
- Zucchero: 21 g
- Fibra: 9 g
- Proteine: 6 g
- Sodio: 40 mg

Frullato di curcuma e mandorle

Tempo di preparazione: 10 minuti
Tempo di cottura: 0 minuti
Porzioni: 2
Ingredienti:

- 1 pera, snocciolata e tagliata in quarti
- spinaci baby
- ¼ avocado
- 340 gr di tofu
- 1 cucchiaino di curcuma macinata o 1 fetta sottile di radice di curcuma sbucciata
- 120 ml di latte di mandorla non zuccherato
- 2 cucchiai di miele (opzionale)
- 340 gr di ghiaccio

Indicazioni:

1. In un frullatore, unire tutti gli ingredienti e frullare fino ad ottenere un composto omogeneo. Dividere tra due bicchieri e servire.
2. Consiglio di sostituzione: se le pere non sono di stagione, potete sostituire una mela per un sapore simile e una ricompensa nutrizionale.

Nutrizione:

- Calorie: 270 kcal
- Grasso totale: 11 g
- Carboidrati totali: 38 g
- Zucchero: 27 g
- Fibra: 6 g
- Proteine: 10 g
- Sodio: 80 m

Latte alla curcuma

Tempo di preparazione: 15 minuti
Tempo di cottura: 0 minuti
Porzioni: 2
Ingredienti:

- ½ cucchiaio di sciroppo d'acero
- 1/4 di cucchiaino di cannella macinata
- Un pizzico di pepe nero
- 1 cucchiaino di curcuma macinata
- 500 ml di latte di anacardi, latte di mandorle o latte di cocco

Indicazioni:

1. Mettete il vostro forno a fuoco medio e metteteci una pentola. Aggiungete tutti gli ingredienti.
2. Poi, lasciate cuocere a fuoco lento per dieci minuti.
3. Versare il latte alla curcuma in due tazze e servire.

Nutrizione:

- Calorie: 270 kcal
- Grasso totale: 11 g
- Carboidrati totali: 38 g
- Zucchero: 27 g
- Fibra: 6 g
- Proteine: 10 g

Tè freddo al rosmarino e limone

Tempo di preparazione: 10 minuti
Tempo di cottura: 0 minuti
Porzioni: 2
Ingredienti:

- 170 gr di zucchero
- 1 L di acqua
- Un rametto di rosmarino
- 2 limoni
- 4 bustine di tè (Earl Grey)

Indicazioni:

1. Sbucciate i limoni ma non prendete troppa parte bianca nelle bucce perché renderà il tè amaro.
2. In una pentola di piccole dimensioni, aggiungere l'acqua, le bucce di limone e lo zucchero. Far bollire.
3. Togliere la pentola e aggiungere le bustine di tè e il rametto di rosmarino. Tenere il coperchio e lasciare la pentola da parte per cinque minuti.
4. Filtrare il tè e rimuovere le bustine. Prendi i limoni sbucciati, spremili e aggiungi il succo al tè. Servire raffreddato con ghiaccio.

Nutrizione:

- Calorie: 379 kcal, Grasso 10 g, Carboidrati: 63 g, Proteine: 13 g

Conclusione

La dieta occidentale è ricca di carne, zuccheri raffinati e carboidrati. Come risultato di questo stile alimentare, potrebbe innescarsi l'infiammazione. Questa infiammazione può causare malattie croniche e quindi molti problemi al corpo. Il modo migliore per ridurre il rischio di malattie croniche è attraverso una dieta antinfiammatoria, o stile alimentare a base vegetale.

L'infiammazione Cronica è alla base di numerose malattie molto diverse tra loro ma tutte tipiche del mondo occidentale.

È quindi evidente che sia causata dallo stile di vita. Sono infatti sedenterietà, fumo, dieta ricca di grassi e zuccheri, cibi poveri di antiossidanti e fonti di tossine a causare questo fuoco difficile da spengere che si accompagna spesso a colesterolo e glicemia alti, sovrappeso ecc.

Il colesterolo alto, infatti, infiamma le arterie, così come gli alti livelli di zucchero nel sangue bruciano i neuroni e il grasso addominale produce molecole infiammatorie che danneggiano il cuore.

Pare quindi sempre più evidente come una alimentazione sana e una dieta corretta, che aiuti a mantenere il peso nella norma e favorisca l'eliminazione di scorie e tossine, siano essenziali per la prevenzione di disturbi e malattie.

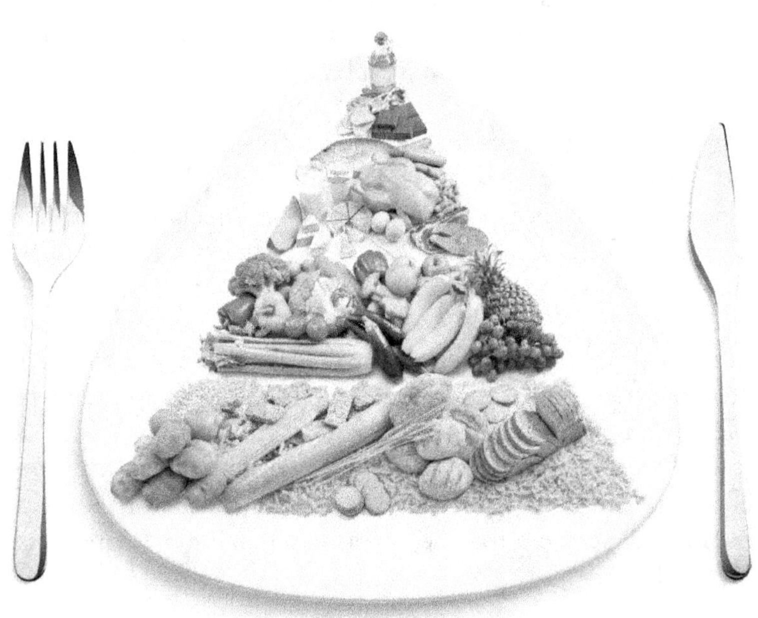